포리의
어린이
성고민
상담소

포리의 어린이 성고민 상담소

지은이 전진경
감수 정선화
그린이 이마
펴낸이 정규도
펴낸곳 (주)다락원

초판 1쇄 발행 2025년 3월 14일

편집 박소영
디자인 김윤남

다락원 경기도 파주시 문발로 211
내용문의 (02)736-2031 내선 275
구입문의 (02)736-2031 내선 250~252
Fax (02)732-2037
출판등록 1977년 9월 16일 제406-2008-000007호

Copyright ⓒ 2025, 전진경

저자 및 출판사의 허락 없이 이 책의 일부 또는 전부를 무단 복제·전재·발췌할 수 없습니다.
구입 후 철회는 회사 내규에 부합하는 경우에 가능하므로 구입문의처에 문의하시기 바랍니다.
분실·파손 등에 따른 소비자 피해에 대해서는 공정거래위원회에서 고시한 소비자 분쟁 해결 기준에 따라 보상 가능합니다.
잘못된 책은 바꿔 드립니다.

ISBN 978-89-277-4818-2 73510

http://www.darakwon.co.kr
다락원 홈페이지를 통해 인터넷 주문을 하시면 자세한 정보와 함께 다양한 혜택을 받으실 수 있습니다.

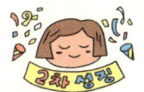

쉿! 나만의 궁금증을 해결하고 싶다고?
얼른 포리의 상담소로 들어와!

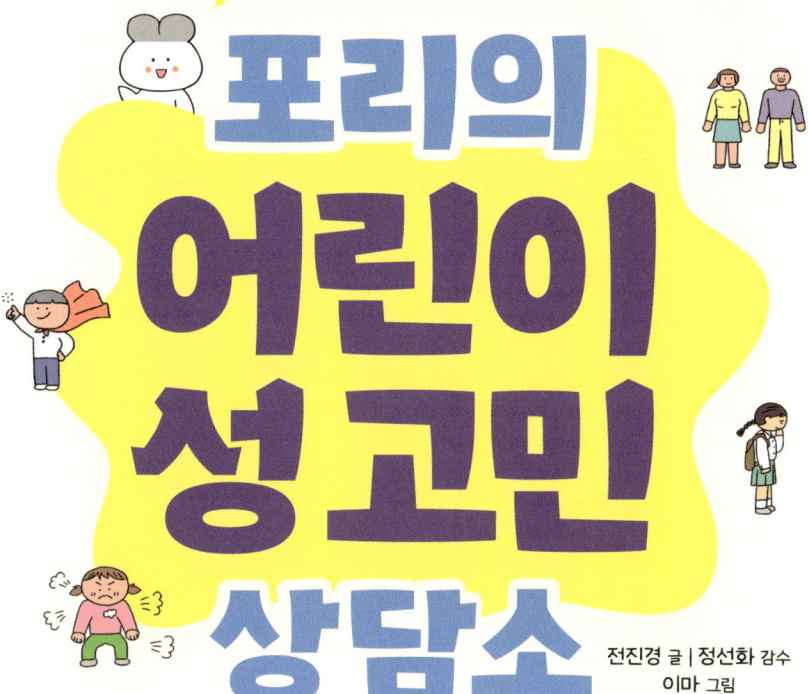

포리의 어린이 성고민 상담소

전진경 글 | 정선화 감수
이마 그림

다락원

프롤로그

　이 책은 포리가 사춘기 어린이들의 성(性)과 관련된 다양한 고민을 들어주고, 그 고민을 함께 풀어 가는 방식으로 이야기를 소개하고 있어요. 사람 대신 '포리'라는 직박구리 새를 상담사 캐릭터로 설정한 이유는 성별, 인종, 배경 등과 관계없이 모든 사람이 평등하게 이야기를 나눌 수 있기를 바라는 마음에서였어요.

　이 세상에 태어난 순간부터 죽을 때까지 우리의 삶은 성과 밀접한 연관이 있어요. 그리고 성과 사랑에 대해 배운다는 것은 나 자신을 이해하고 타인을 존중하는 방법을 배우는 과정이라고 할 수 있지요. 이런 성에 대해 어떻게 하면 어렵지 않고, 좀 더 재미있게 알려줄 수 있을지를 고민하면서 이 책을 쓰게 되었답니다.

　무언가를 알아 가는 것은 우리에게 더 나은 삶과 행복을 선물해 줘요. 그러니 성에 대해 올바르게 배우고 알아 가는 것에 자부심을 가지고 좀 더 친해지면 좋을 것 같아요. 이제, 포리의 상담소로 함께 들어가 볼까요?

전진경

차례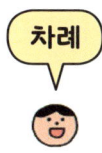

프롤로그 4

1장 나는 왜 소중할까?

1-1 우리는 모래알보다 작은 수정란이었다 10
정자와 난자는 어디에 있을까요?

1-2 운이 없는 나 12
3억 마리 중 단 한 마리(정자가 난자에게 가는 길)

1-3 선택받은 난자 16
오디션에서 우승한 난자

1-4 우리는 왜 서로를 알아야 할까? 18
상대방을 왜 존중해야 할까?

첫 번째 상담 기록 20

2장 사춘기가 뭐길래

2-1 모두 저보고 사춘기래요 22
사춘기가 되면 정말 짜증만 날까?

2-2 사춘기는 자연스러운 성장 과정이에요 24
왜 '사춘기'라고 불릴까?

2-3 내 몸이 변하는 2차 성징 26
1차 성징은 언제일까요?

2-4 여자도 겨드랑이에 털이 난다고? 28
남성과 여성의 동일한 신체 변화

두 번째 상담 기록 30

3장 여성의 몸은 이렇게 변한대요

- **3-1** **가슴이 딱딱해요** 32
  브래지어는 왜 착용할까?
- **3-2** **자궁의 모습이 궁금해요** 34
  자궁과 포궁
- **3-3** **음순이 뭔가요?** 36
  음순의 다양한 모습
- **3-4** **팬티가 노래졌어요** 38
  '냉'의 상태를 잘 살펴보라고요?
- **3-5** **월경은 왜 하는 건가요?** 40
  사람마다 월경의 양이 다르다(다양한 월경 용품)
- **3-6** **월경을 하면 왜 통증이 생기는 걸까요?** 46
  월경통을 줄이는 방법
- **3-7** **월경 주기는 며칠인가요?** 48
  월경이 멈추는 이유
- **3-8** **월경은 몇 살까지 하나요?** 50
  호르몬에 따라 달라지는 우리의 몸
- **3-9** **월경 용품으로 어려움을 겪고 있나요?** 52
  '월경 빈곤'이란?

  세 번째 상담 기록 54

4장 남성의 몸은 이렇게 변한대요

- **4-1** **나만 이렇게 작은 걸까요?** 56
  남성의 성기는 뭐라고 부를까?
- **4-2** **음경이 딱딱해졌어요** 58
  발기가 되는 이유는?
- **4-3** **정자가 들어 있는 액체** 60
  정액은 어떻게 세상 밖으로 나올까?
- **4-4** **자고 일어났는데 흰 액체가…?** 62
  몽정과 유정

4-5 **소변과 정액이 함께 나올 수 있을까?** 64
쿠퍼액? 이건 또 뭘까?

4-6 **고환이 짝짝이인데 괜찮나요?** 66
음낭에 선이 있는 이유

4-7 **포경 수술이 뭔가요?** 68
'포경 상태'는 뭘까?

네 번째 상담 기록 72

5장 연애와 사랑

5-1 **우정과 사랑** 74
어떻게 고백해야 할까요?

5-2 **드라마에 나오는 스킨십은 멋있다?** 76
멋있는 스킨십을 따라 해도 될까요?

5-3 **아기는 어떻게 생기나요?** 78
정자와 난자가 만나는 또 다른 방법

5-4 **아기를 계획하지 않을 때는 피임을!** 80
콘돔 사용법 / 경구 피임약 복용법

다섯 번째 상담 기록 84

6장 성 건강을 위해서

6-1 **청소년도 산부인과에 갈 수 있나요?** 86
성기가 아프면 어느 병원에 가야 하나요?

6-2 **성기에 치구?** 88
성기를 씻을 때는 이렇게 해요

6-3 **성기에도 병이 생길 수 있나요?** 90
성매개감염병에 대한 오해와 진실

6-4 **성병은 어떻게 감염될까요?** 92
콘돔으로 성매개감염병 예방이 가능하다고?

6-5 예방할 수 있는 암이 있다고? 94
HPV(인간유두종바이러스) 질환의 종류
6-6 HPV에 감염되었다면? 96
HPV 백신, 어떻게 접종하나요?

여섯 번째 상담 기록 98

7장 남들과 다른 나

7-1 여자인데 머리를 짧게 잘라도 되나요? 100
성별 고정 관념을 버려요
7-2 할아버지, 할머니와 같이 살아요 102
다양한 가족의 형태
7-3 색깔에도 성별이 있나요? 104
100년 전에는 반대였다?

일곱 번째 상담 기록 106

8장 더 알아야 할 이야기

8-1 연예인처럼 마르고 싶어요 108
다이어트를 하지 않아도 된다고?
8-2 SNS에서 친구를 사귀었다고? 110
내가 연락하고 있는 사람은 누구일까?
8-3 SNS에서 친구가 나를 협박했다! 112
'그루밍 성범죄'란?
8-4 타인의 동의 없이 영상을 찍어도 될까? 114
이것도 디지털 성폭력이라고?

여덟 번째 상담 기록 116

에필로그 117

1장

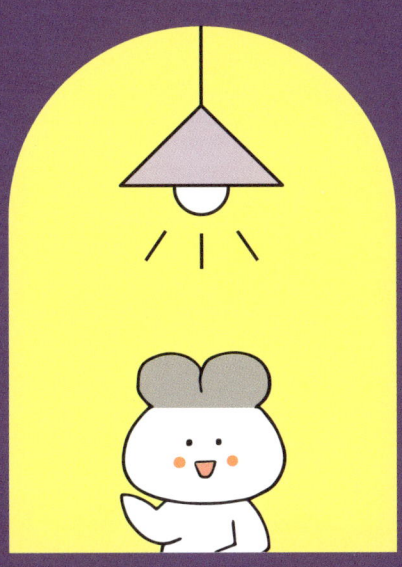

나는 왜 소중할까?

1-1 나는 왜 소중할까?

우리는 모래알보다 작은 수정란이었다

상담에 들어가기 전에 여러분에게 알려 주고 싶어요. 여러분은 대충, 아무렇게나 태어난 것이 아니라는 사실을요!

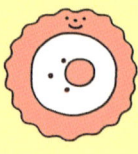
우리는 여성의 난자와

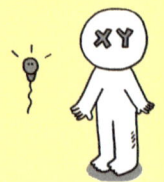
남성의 정자가 만나

수정란이 되었어요.
← 수정란

우리는 모래알보다 작은 수정란에서 시작되었답니다.
↑ 모래알

포리의 어린이 성 고민 상담소

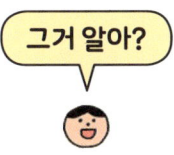

정자와 난자는 어디에 있을까요?

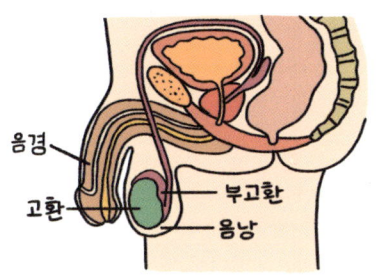

정자는 남성의 생식 기관 중 '고환'이라는 곳에 있어요. 고환은 음경 밑에 있는 음낭 속에 있는데, 2차 성징 이후 남성의 몸에서 하루에 약 1억 개의 정자가 만들어진다고 해요. 1초에 1,000개라니, 신기하지 않나요?

난자는 여성의 자궁 양옆에 있는 '난소'라는 곳에 있어요. 한 달에 한 번, 성숙한 난자가 난소 옆에 있는 나팔관으로 나오는데, 이것을 '배란'이라고 해요.

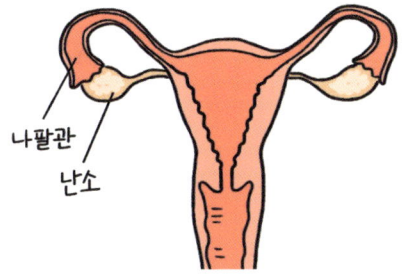

고환, 난소, 나팔관···. 명칭이 아직 생소해도 괜찮아요! 앞으로 우리 몸에 대해 천천히 알려 줄게요.

1장_ 나는 왜 소중할까?

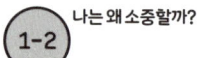

운이 없는 나

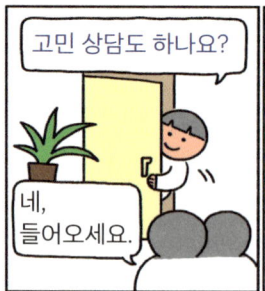
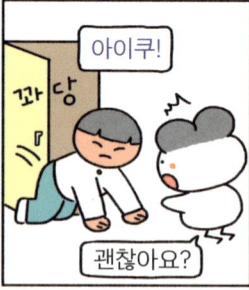
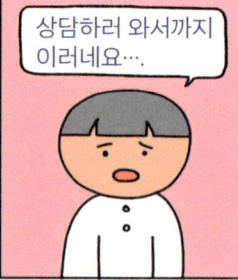
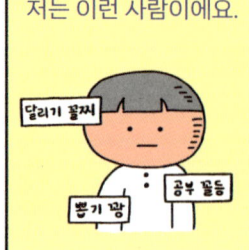
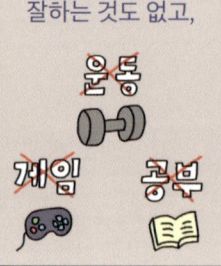
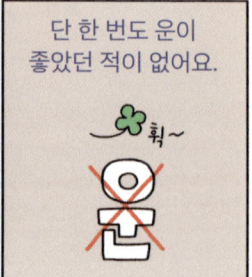
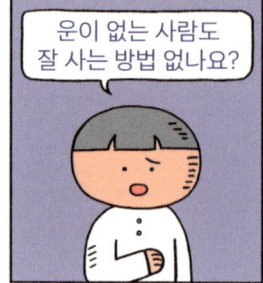
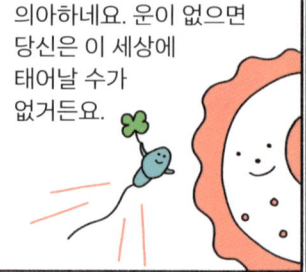
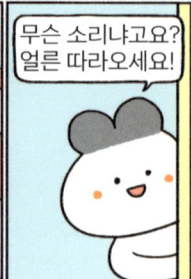

포리의 어린이 성 고민 상담소

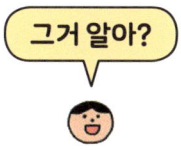

3억 마리 중 단 한 마리

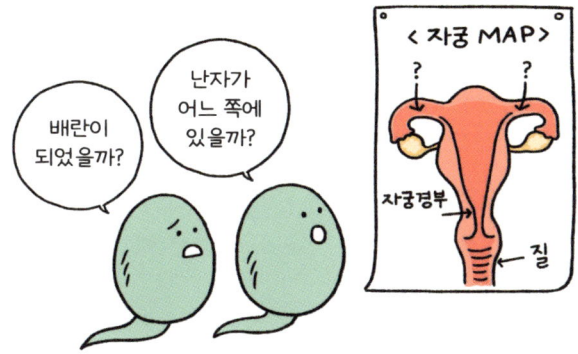

정자가 난자에게 가는 길은 멀고도 힘해요.
그래서 정자가 건강하지 않거나 운이 없으면
난자를 아예 만나지 못할 수도 있어요.
정자는 난자에게 가는 동안 끈끈한 점액을 만나기도 하고,
외부 침입자라고 생각한 백혈구에게 공격을 받기도 하거든요.

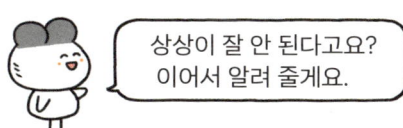

1장_ 나는 왜 소중할까?

정자가 난자에게 가는 길

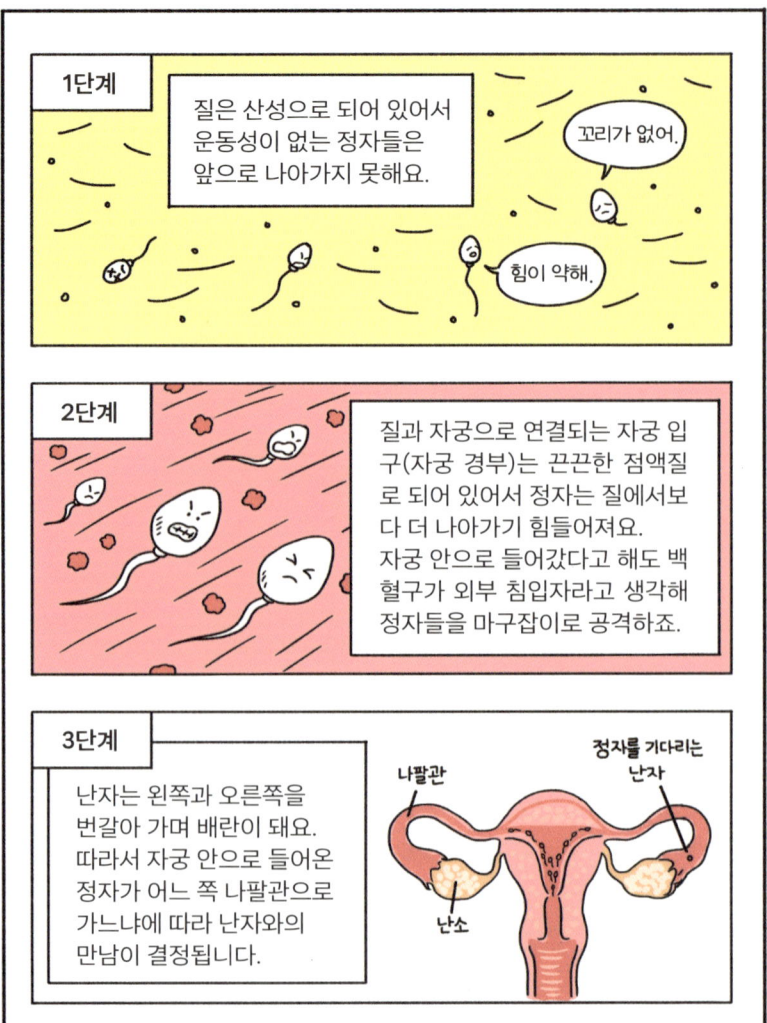

1단계
질은 산성으로 되어 있어서 운동성이 없는 정자들은 앞으로 나아가지 못해요.
꼬리가 없어.
힘이 약해.

2단계
질과 자궁으로 연결되는 자궁 입구(자궁 경부)는 끈끈한 점액질로 되어 있어서 정자는 질에서보다 더 나아가기 힘들어져요. 자궁 안으로 들어갔다고 해도 백혈구가 외부 침입자라고 생각해 정자들을 마구잡이로 공격하죠.

3단계
난자는 왼쪽과 오른쪽을 번갈아 가며 배란이 돼요. 따라서 자궁 안으로 들어온 정자가 어느 쪽 나팔관으로 가느냐에 따라 난자와의 만남이 결정됩니다.

나팔관
정자를 기다리는 난자
난소

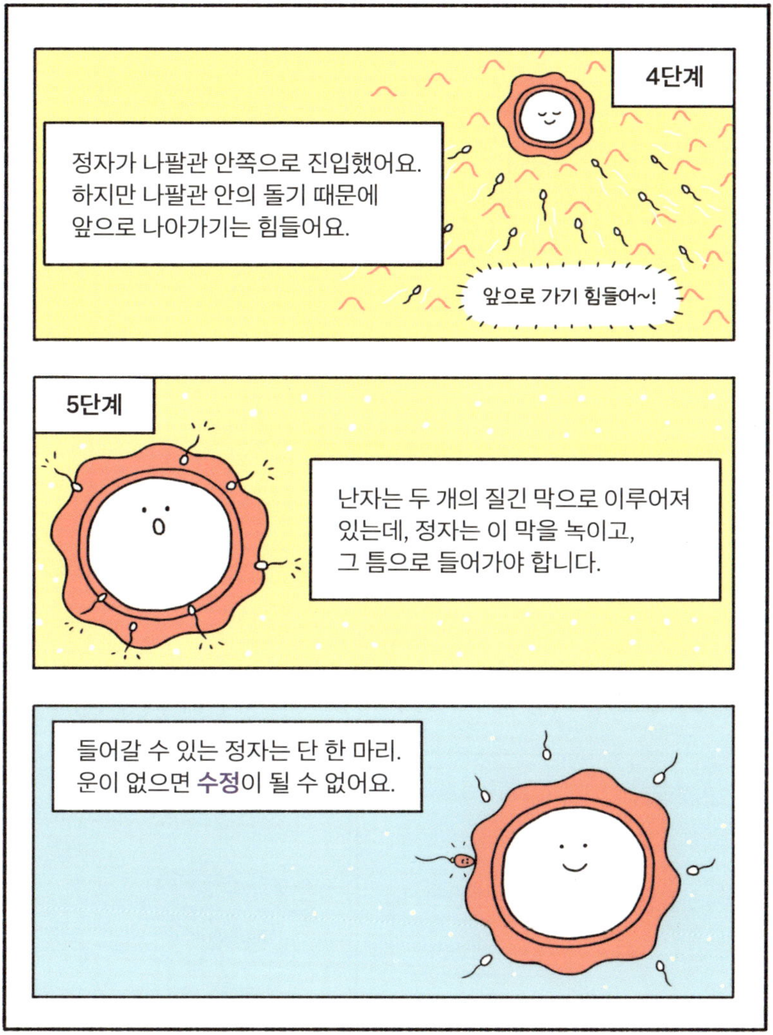

4단계

정자가 나팔관 안쪽으로 진입했어요. 하지만 나팔관 안의 돌기 때문에 앞으로 나아가기는 힘들어요.

앞으로 가기 힘들어~!

5단계

난자는 두 개의 질긴 막으로 이루어져 있는데, 정자는 이 막을 녹이고, 그 틈으로 들어가야 합니다.

들어갈 수 있는 정자는 단 한 마리. 운이 없으면 **수정**이 될 수 없어요.

 수정: 정자가 난자와 만나 난자의 막을 뚫고 그 안으로 들어가는 것

선택받은 난자

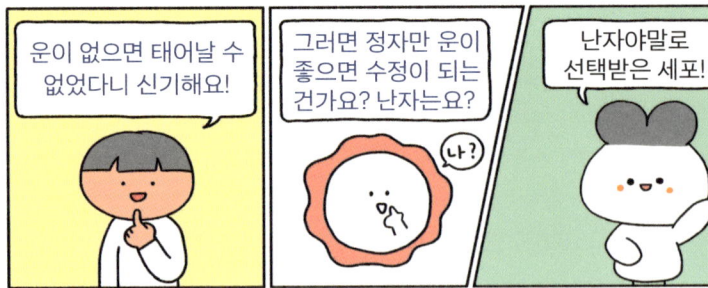
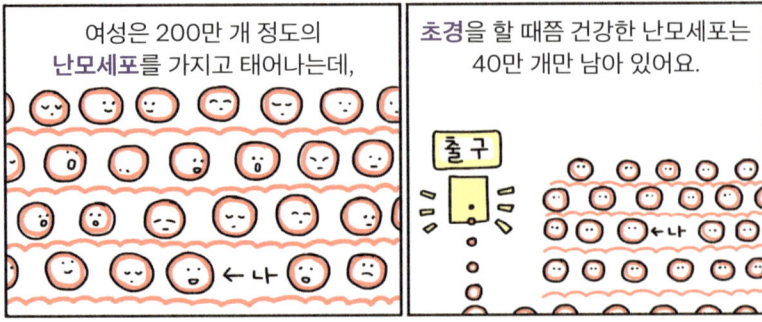
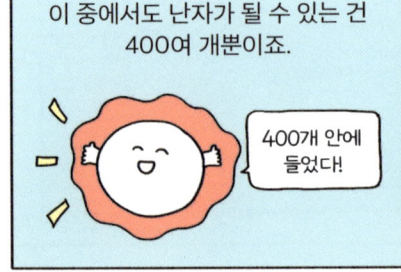
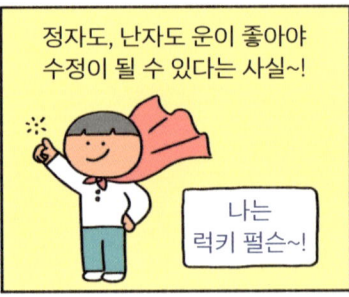

난모세포: 난자가 될 세포
초경: 첫 월경

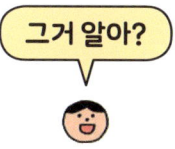

⋛ 오디션에서 우승한 난자 ⋚

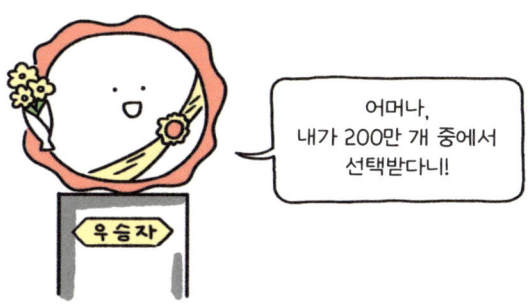

난자는 난모세포부터 성장해요.
약 200만 개 → 40만 개 → 400개 …
마지막으로 배란이 되어 정자를 만나기까지요.
난모세포부터 내가 되기까지의 과정. 멋지지 않나요?
우리는 이미 우승해 본 경험이 있어요.

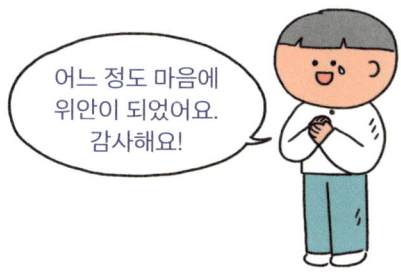

1장_ 나는 왜 소중할까?

우리는 왜 서로를 알아야 할까?

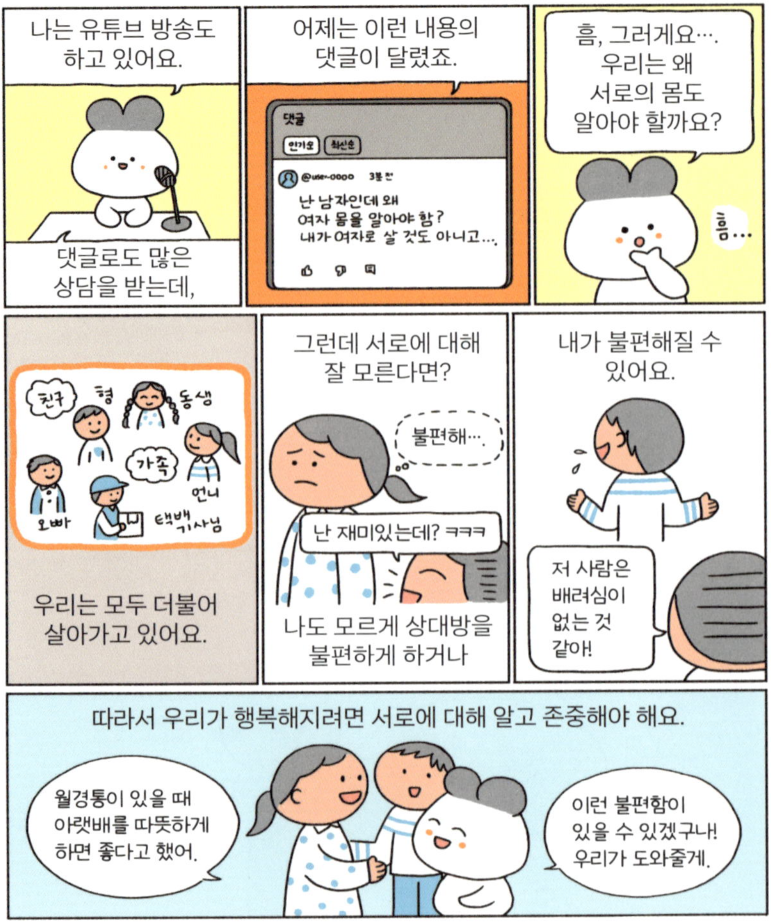

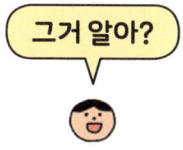

상대방을 왜 존중해야 할까?

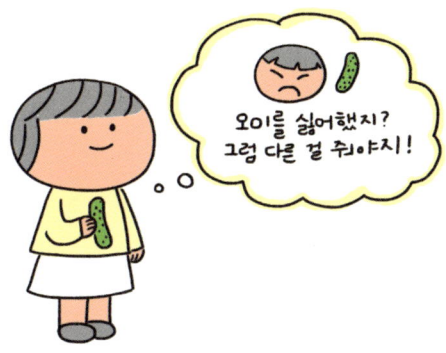

만약 당신이 오이를 싫어한다고 가정해 볼게요.
이때 누군가 당신에게 오이를 먹으라고 준다면
기분이 좋지는 않을 거예요.
그런데 이럴 수도 있어요.
상대방은 오이를 정말 좋아해서 같이 먹자고 준 것이죠.
당신이 오이를 싫어하는지 모르고요.
상대방은 당신을 위해서 한 행동이었지만
결과적으로 상대방의 의도와 다른 상황이 되었어요.
제가 하고 싶은 말은 이거예요.
당신이 다른 사람과 더불어 행복하게 살고 싶다면
상대방을 잘 알고 존중해야 한다는 것을 꼭 잊지 말아요.

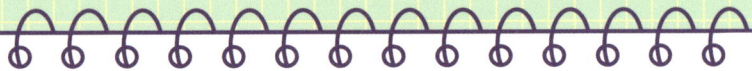 첫 번째 상담 기록

⭐ **사람들은 생각보다 자기 자신이 얼마나 소중한지 모른다.**

우리는 이미 운이 좋았으며 세상에서 유일하다.

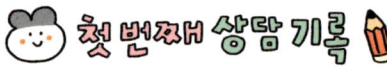

🍃 **우리는 어느 날 '뿅' 하고 태어난 것이 아니다.**

정자와 난자가 만나는 그 험난한 과정을 다 뚫고 태어난 멋진 사람이다.

⭐ **내가 세상에서 유일하듯 이 세상의 모든 생명은 유일하며 소중한 존재다.**

그런 존재들이 더불어 살아가는 이 세상에서 나와 함께하는 모든 사람이

행복해지려면 먼저 상대방을 존중해야 한다.

"이건 어때?", "~해도 될까?", "해 줄 수 있어?"

서로를 존중하는 가장 쉬운 방법은 상대방의 동의 구하기!

2장

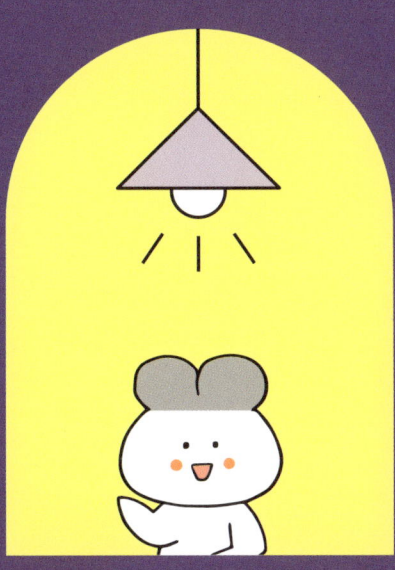

사춘기가 뭐길래

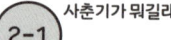

모두 저보고 사춘기래요

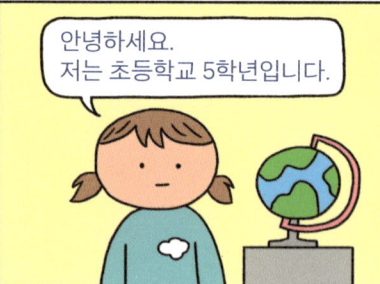
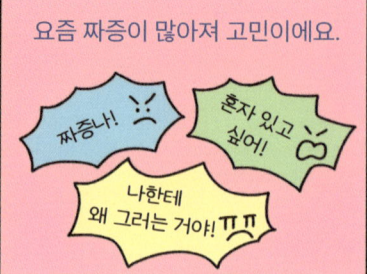
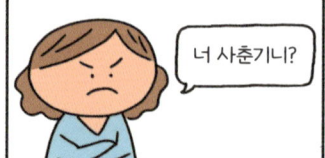
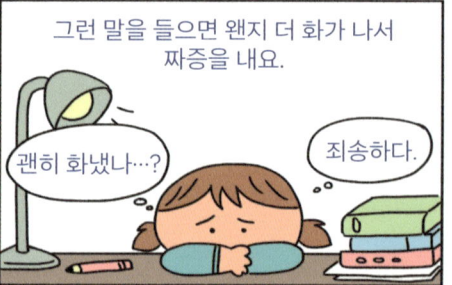
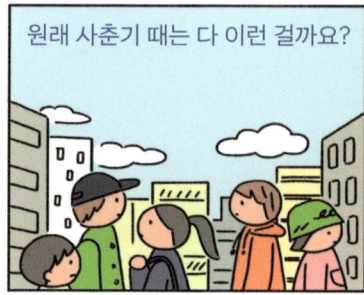

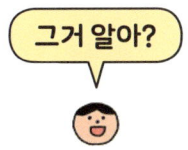

사춘기가 되면 정말 짜증만 날까?

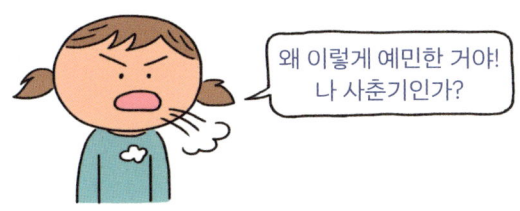

사춘기에는 호르몬 분비의 증가와 함께
몸과 마음이 성숙해지며 여러 가지 변화가 나타나요.
이런 변화들로 인해 감정에도 변화가 생길 수 있어요.
우울함을 느끼고, 갑자기 화가 나거나 평소에는 괜찮았던 것들이
조금 더 예민하게 느껴질 수 있거든요.
그렇다고 사춘기 내내 무조건 힘들거나 우울하고
짜증만 나는 것은 아니에요.

좋아하는 사람들과 맛있는 걸 먹을 때 행복을 느끼기도 하고,
재미있는 걸 보면 웃거나 아무 기분이 들지 않을 수도 있고요.
사춘기에도 다양한 상황에서 많은 감정들을 느낄 수 있답니다.

사춘기를 겪지 않은 사람은 없어요.
다만 사람에 따라 표현하는 방법이 조금 다를 수는 있어요.
'나는 왜 그러지? 내가 이상한가 봐.'라고
생각하지 않아도 괜찮아요.

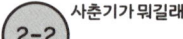

사춘기는 자연스러운 성장 과정이에요

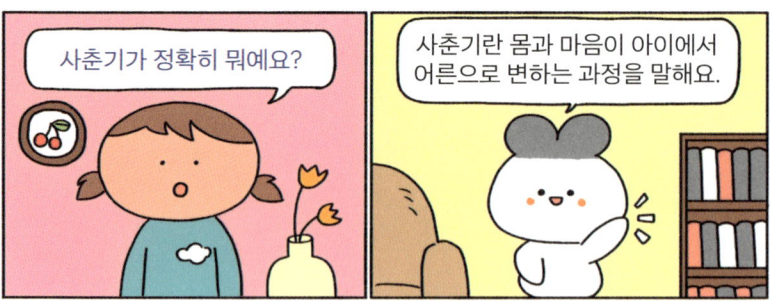

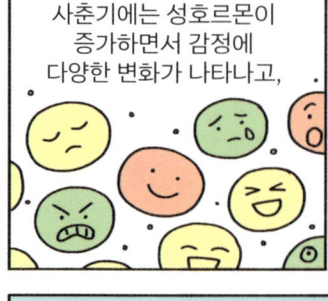

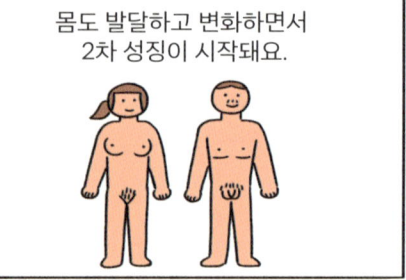

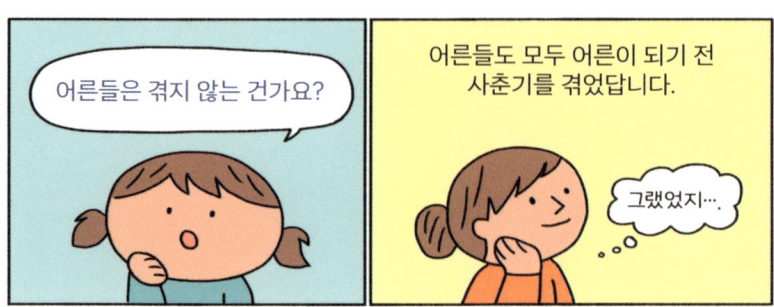

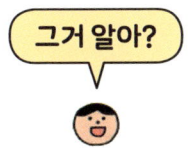

왜 '사춘기'라고 불릴까?

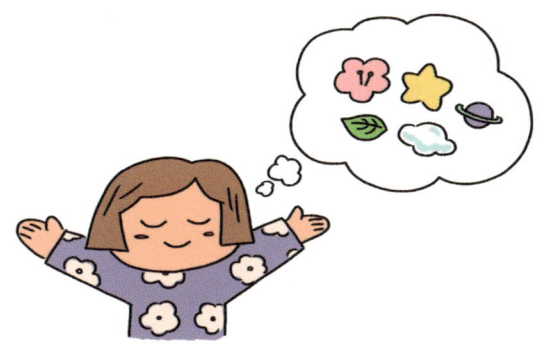

사춘기는 '생각할 사(思)', '봄 춘(春)', '기약할 기(期)'로
봄을 생각하는 시기라는 뜻이에요.
그러면 '청춘'이라는 말이 무슨 뜻인지 알고 있나요?
청춘(青春)은 푸른 봄을 뜻하는데,
사춘기란 청춘을 앞두고 그 봄을 생각하는 시기라고 해서
사춘기라고 불린대요.
사춘기는 보통 10~18세까지의 시기에 변화가 나타나는데
정확하지는 않아요.
왜냐하면 사람마다 성장 속도가 모두 다르거든요.
사춘기가 빨리 시작한다고 해서 무조건 좋은 것도,
늦게 끝난다고 해서 무조건 나쁜 것도 아니에요.

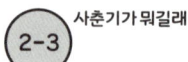

내 몸이 변하는 2차 성징

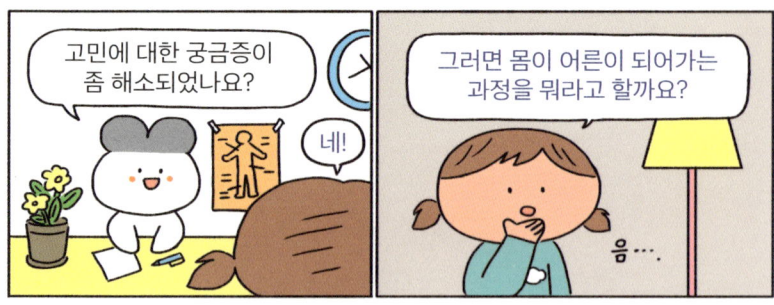

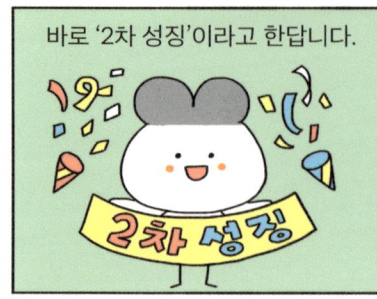

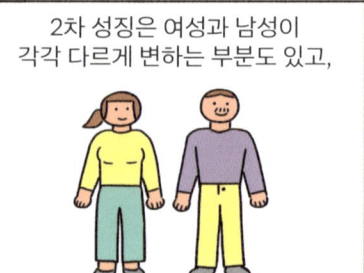

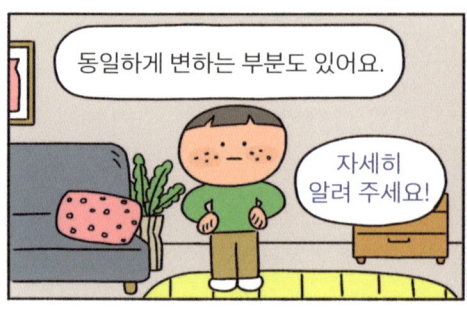

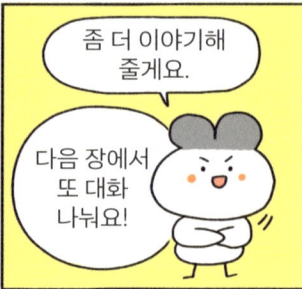

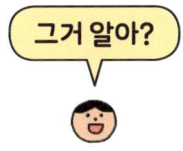

1차 성징은 언제일까요?

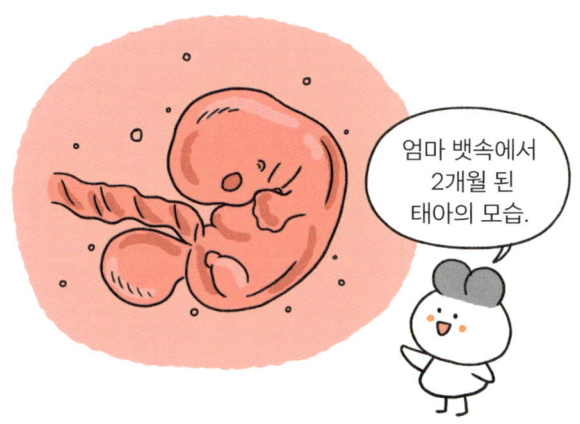

엄마 뱃속에서 2개월 된 태아의 모습.

'성징'은 성(性)이 발현되는 시기와 특징으로
남성과 여성을 구별할 수 있는 특징이 나타나는 것을 말해요.
그리고 사춘기에 키, 몸무게, 체모 증가, 변성기 등
신체에 다양한 변화가 나타나는 것을 2차 성징이라고 해요.
그렇다면 1차 성징은 언제일까요?
우리가 뱃속에서 처음 만들어졌을 때는
남성과 여성 모두 성기의 모양이 같지만
점차 성별에 따라 남녀 각자의 성기가 나타나기 시작해요.
즉 남성과 여성을 구분 짓는 성기의 형태가 나타난 것을
1차 성징이라고 한답니다.

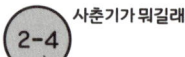

여자도 겨드랑이에 털이 난다고?

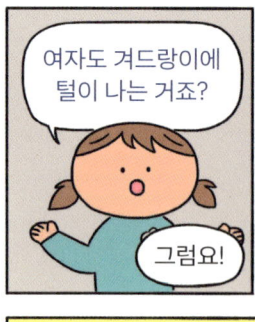

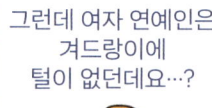
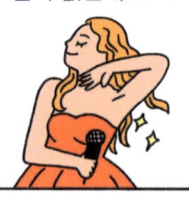

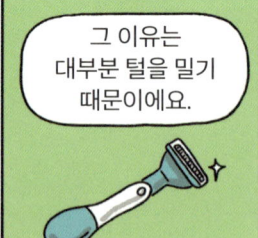

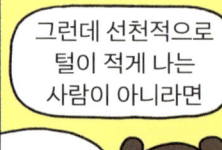
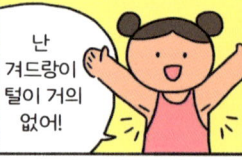

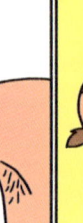
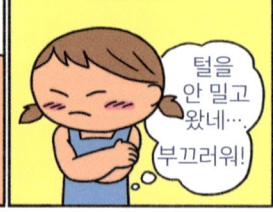

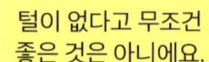
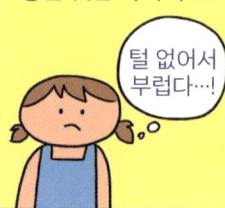
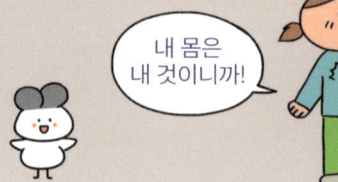

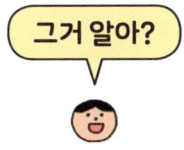

남성과 여성의 동일한 신체 변화

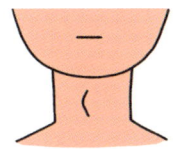

☑ **울대뼈가 튀어나와요.**
간혹 목젖이라고 알고 있는데, 정확히는 '울대뼈'라고 해요.
고개를 들어 목을 만져 보면 살짝 튀어나와 있는 뼈가
만져질 텐데 그게 바로 울대뼈예요.
여성도 2차 성징 시기에 울대뼈가 튀어나온답니다.

☑ **목소리가 변해요.**
2차 성징이 시작되어 목소리가 변하는 것을
'변성기'라고 해요. 변성기는 남성뿐 아니라
여성에게도 나타난답니다.

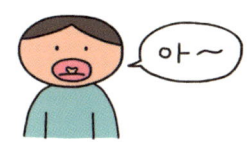

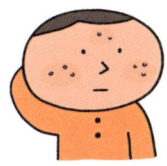

☑ **여드름이 나요.**
얼굴이나 등, 가슴 등에 여드름이 나는데,
이것은 사람마다 다를 수 있어요.

☑ **털이 나기 시작해요.**
겨드랑이와 성기에 털이 나는데,
각각 '액모(겨드랑이에 난 털)',
'음모(성기에 난 털)'라고도 말해요.

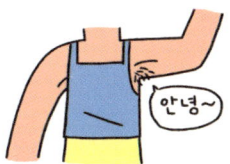

2장_ 사춘기가 뭐길래

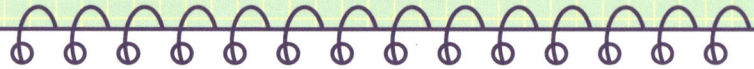

⭐ 상담을 하던 중 이런 생각이 들었다.

'어른들이 말하는 사춘기와 실제 사춘기는 조금 다른 것 같은데?'

우리는 스스로 감정을 다스리는 방법을 배워 가는 과정 중에 있다.

감정을 억누르고 조용히 보낸다고 해서 사춘기가 없는 것은 아니다.

🌿 사춘기라고 하면 무조건 반항하는 이미지를 떠올린다.

중2병이 그것! 우리는 사춘기를 보내면서 짜증, 화남, 슬픔, 우울함

뿐만 아니라 즐거움, 행복함, 기쁨 등 긍정적인 기분도 느낄 수 있다.

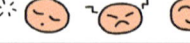

⭐ 사람마다 서로 다르기 때문에 미디어에 비춰지는 모습은

우리 모두의 모습이 아닐 수 있다. 겨드랑이 털 또한 마찬가지!

자신의 겨드랑이 털을 미워하지 말자.

3장

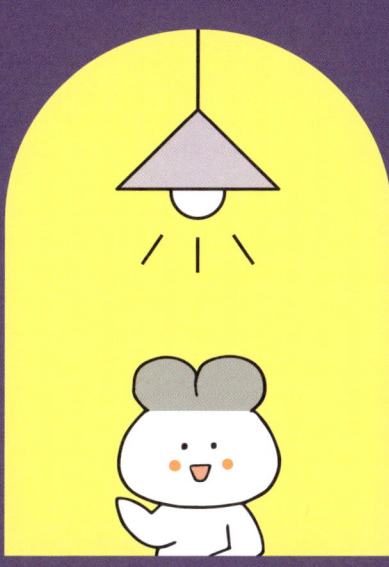

여성의 몸은 이렇게 변한대요

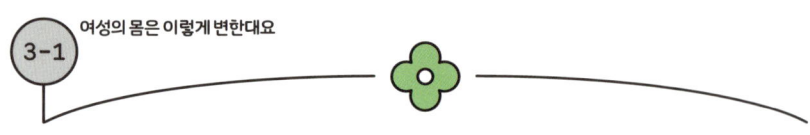

가슴이 딱딱해요

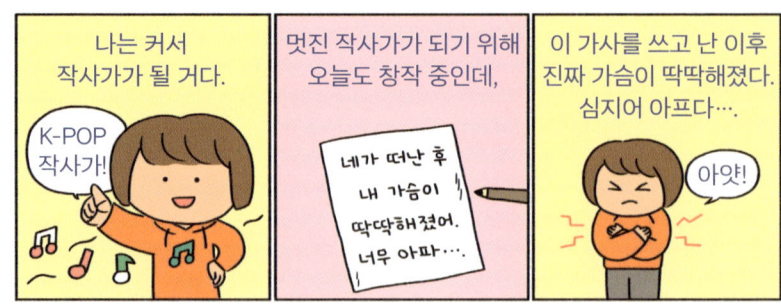

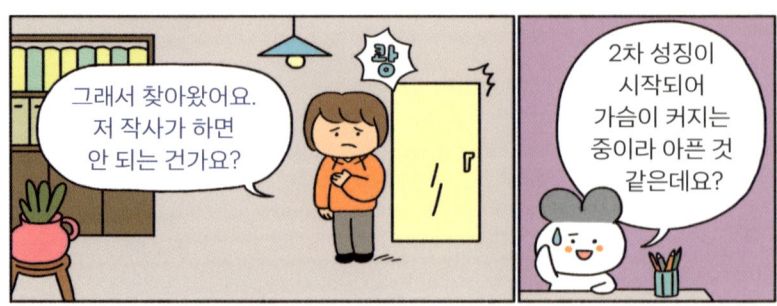

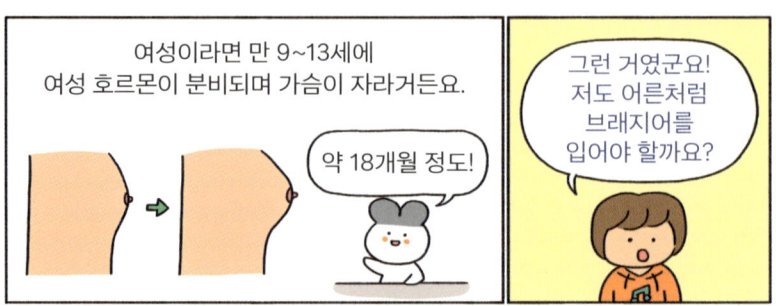

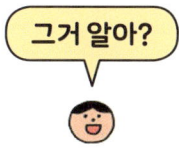

브래지어는 왜 착용할까?

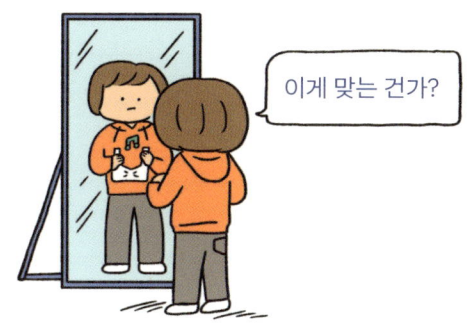

가슴 모양을 잡아 주기 위해서,
가슴을 받쳐 주거나 더 들어 올리기 위해서,
가슴의 근육을 보호하기 위해서 등
브래지어를 착용하는 이유는 굉장히 다양해요.
그렇다면 브래지어를 꼭 착용해야 할까요?
브래지어가 필요하지 않다고 느낀다면 착용하지 않아도 괜찮아요.
만약 브래지어를 착용하려면
자신의 가슴 크기에 맞는 브래지어를 구입해야 해요.
브래지어의 크기와 모양은 다양하기 때문에
자신에게 맞는 브래지어를 착용해야 불편하지 않아요.

 속옷 매장에서 속옷 사이즈를 측정해 줘요!

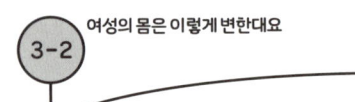

자궁의 모습이 궁금해요

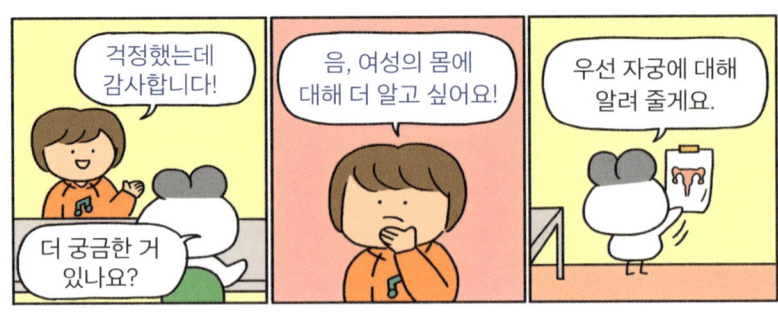

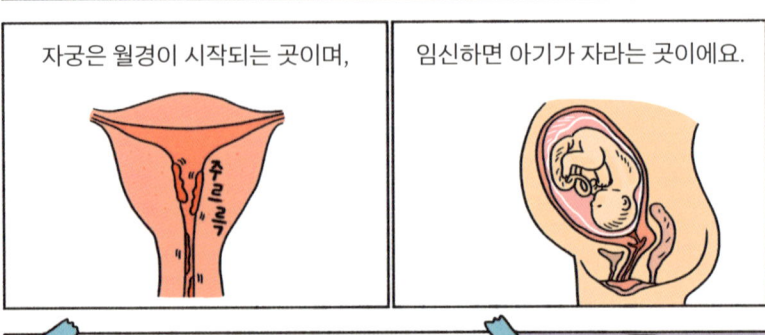

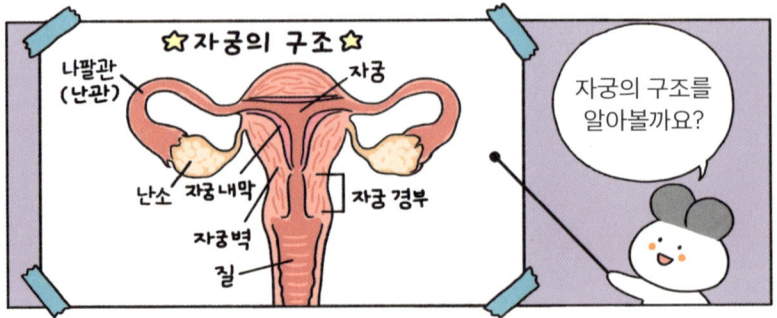

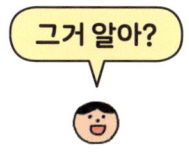

⋛ 자궁과 포궁 ⋚

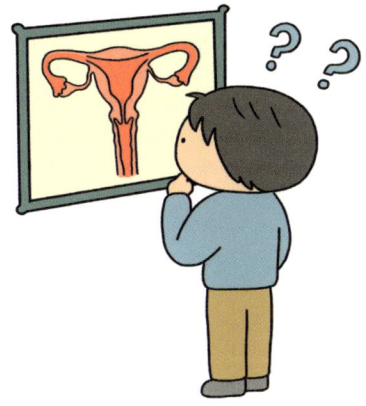

'자궁(子宮)'이란 한자로 아이의 궁궐을 뜻해요.
그런데 자궁이 꼭 아기만을 위한 생식 기관이 아니라고
생각하는 사람들은 '포궁(胞宮)'이라고 말하기도 해요.
포궁은 세포의 집이라는 뜻으로
한의학에서는 원래 자궁의 다른 말로 사용했대요.
자궁과 포궁, 여러분은 어떤 단어를 사용하고 싶나요?

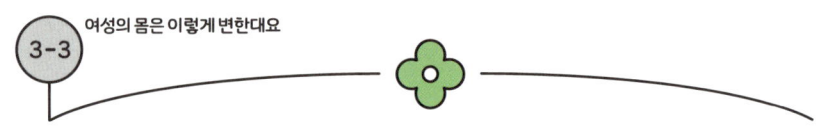

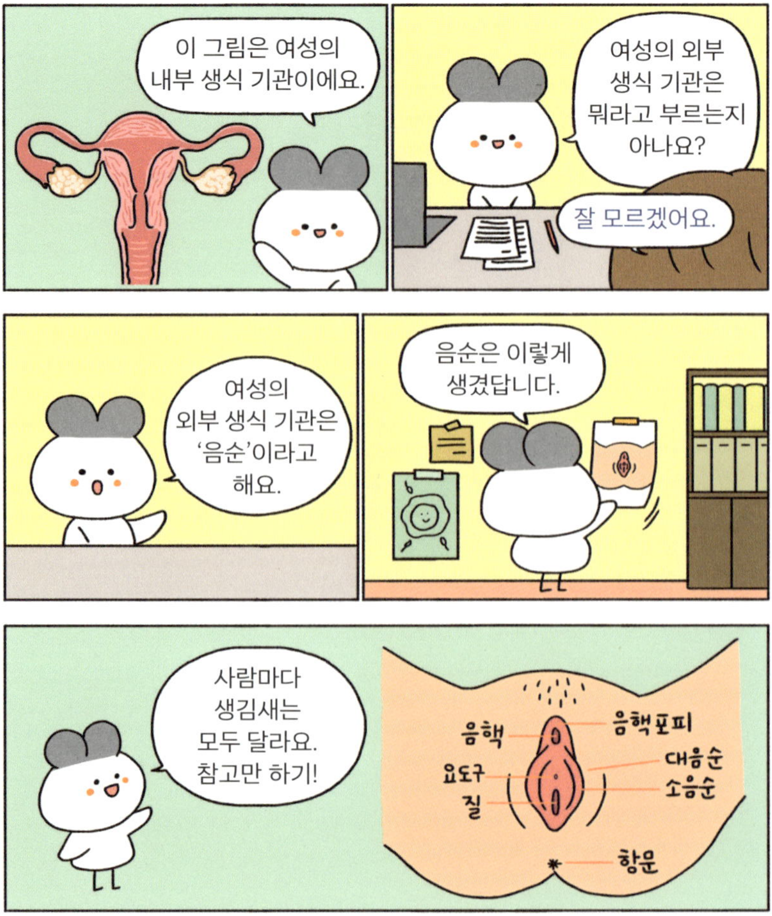

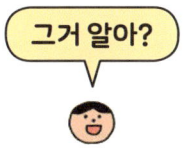

ː 음순의 다양한 모습 ː

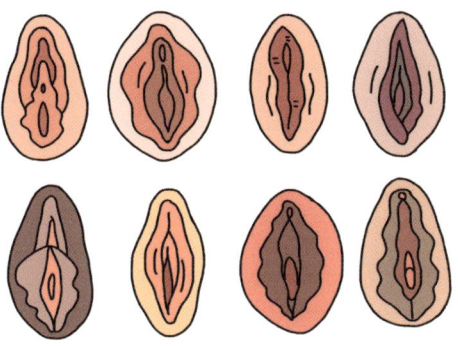

가장 친한 친구를 떠올려 보세요.
아니면 편한 어른을 생각해도 좋고요.
떠올린 사람의 얼굴과 내 얼굴은 어느 부분이 다른가요?
나는 쌍꺼풀이 있는데 내 친구는 없을 수도 있고,
또 귀 모양이 다를 수도 있어요.
우리는 모두 다르게 생겼어요.
갑자기 음순 이야기를 하다가 무슨 말이냐고요?
성기 또한 비슷하다고 말하고 싶었어요.
그림처럼 음순도 다양한 모양을 가지고 있거든요.
비정상인 모양은 없어요.
그저 얼굴 생김새가 모두 다르듯
음순의 다양한 모습 또한 자연스러운 것이랍니다.

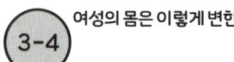

팬티가 노래졌어요

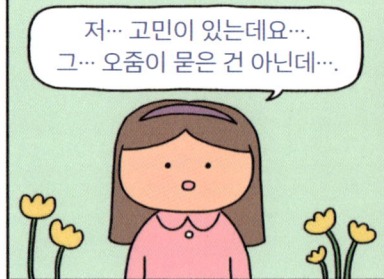

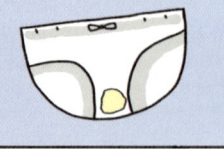

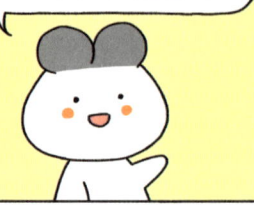

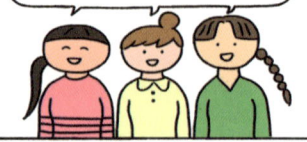

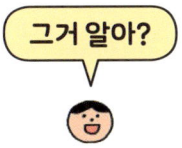

'냉'의 상태를 잘 살펴보라고요?

냉의 색깔이나 냄새 등으로 몸의 건강 상태를
간단히 확인할 수 있어요.
하지만 아래 내용들은 이론일 뿐!
문제가 생긴 것 같다면 꼭 병원에 가서
정확하게 진단받아야 해요.

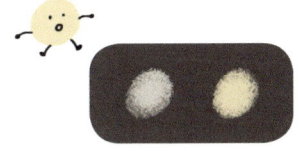

치즈처럼 덩어리가 지고
냄새가 나거나 가려움이 있다면
칸디다 질염일 수도 있어요.

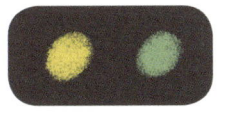

색이 진하거나 불쾌한 냄새가 난다면
가드네렐라 바지날리스 또는
트리코모나스 질염(성전파성 질환)일 수 있어요.

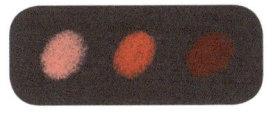

월경, 배란혈, 착상혈로 나타날 수 있어요.
통증이나 부정 출혈이 있다면
자궁에 이상이 있을 수 있어요.

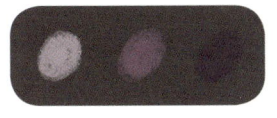

생식 기관이 건강하지 않다는 신호.
가렵거나 냄새나는 등의 증상이 있다면
세균성 질염일 수 있어요.

 냉의 색깔은 실제와 조금씩 다를 수 있으니 참고만 하세요.

3장_ 여성의 몸은 이렇게 변한대요

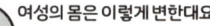

월경은 왜 하는 건가요?

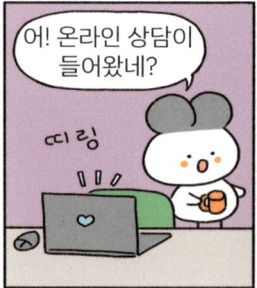

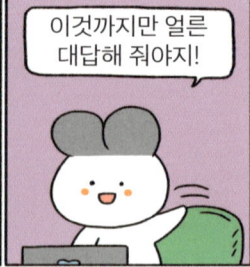

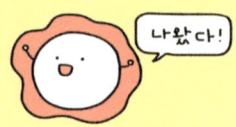
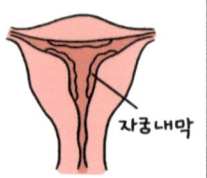

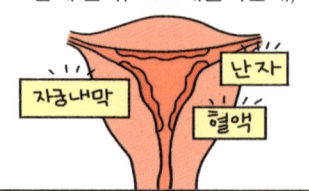
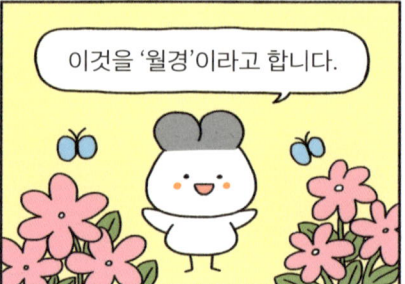

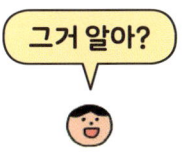

사람마다 월경의 양이 다르다

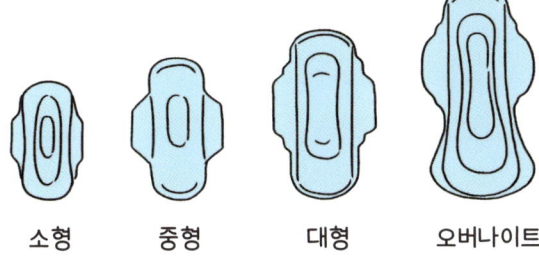

일회용 월경대 포장지를 자세히 본 적 있다면
소형, 중형, 대형, 오버나이트 등 월경대의 크기가 적힌 걸 봤을 텐데요.
이것은 월경의 양에 따라 맞춰 사용할 수 있도록 분류한 거예요.
평균적으로 월경 시작부터 끝까지
요구르트 한 병 정도의 월경혈이 나오는데,
월경의 양은 사람마다 다르고 나오는 양도 매일 조금씩 다르답니다.
대부분 월경 시작 2일 차에 양이 가장 많다고 해요.
만약 월경대를 사용한다면 중형을 먼저 사용해 보세요.
중형을 사용해도 월경혈이 넘치지 않는다면 소형으로,
반대의 경우는 대형으로 바꿔 사용하면 됩니다.

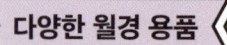 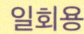

다양한 월경 용품 / 일회용

⭐ 월경대(생리대)

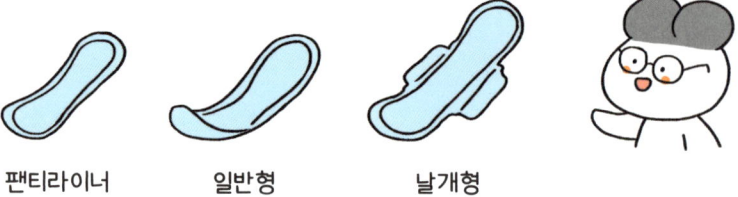

팬티라이너   일반형   날개형

소형, 중형, 대형, 오버나이트, 팬티라이너 등 크기가 다양하며 날개형과 일반형이 있어 필요에 따라 편리하게 착용할 수 있어요. 하지만 화학 처리한 제품도 있어서 4시간 이상 착용하지 않는 것이 좋아요.

→ 보관 방법

화장실처럼 습한 곳보다는 직사광선을 피해 보관해야 해요.

→ 월경대 사용법

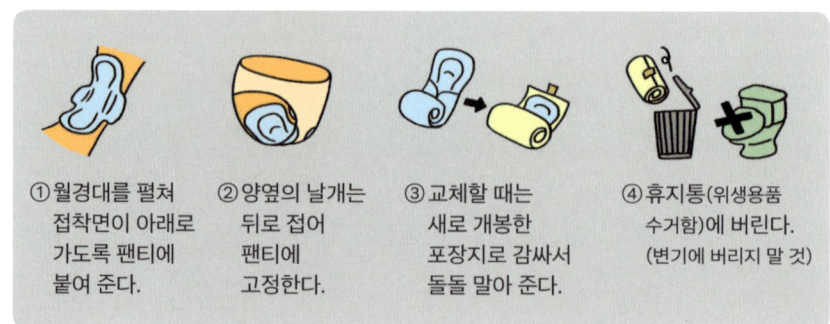

① 월경대를 펼쳐 접착면이 아래로 가도록 팬티에 붙여 준다.
② 양옆의 날개는 뒤로 접어 팬티에 고정한다.
③ 교체할 때는 새로 개봉한 포장지로 감싸서 돌돌 말아 준다.
④ 휴지통(위생용품 수거함)에 버린다. (변기에 버리지 말 것)

🟢 탐폰

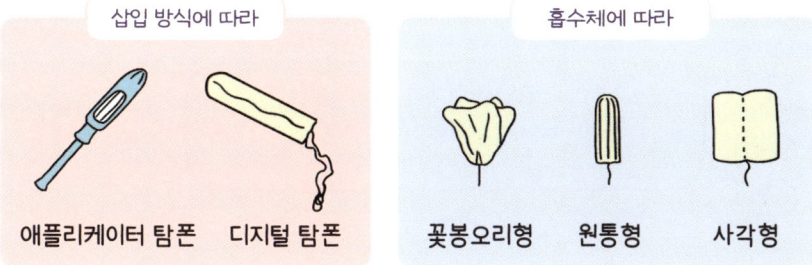

질 안에 삽입하여 사용하는 용품으로 흡수체(솜)가 월경혈을 흡수해요. 삽입 방식에 따라 애플리케이터 탐폰과 디지털 탐폰으로 나눌 수 있고, 월경의 양에 따라 라이트, 레귤러, 슈퍼 등 크기도 선택할 수 있어요.

활동량이 많은 날에도 월경혈이 잘 새지 않고, 외음부의 피부 염증을 막을 수 있는 장점이 있어요. 하지만 장시간 착용 시 부작용이 발생할 수 있으니 주의해야 해요.

➡ 탐폰 사용법

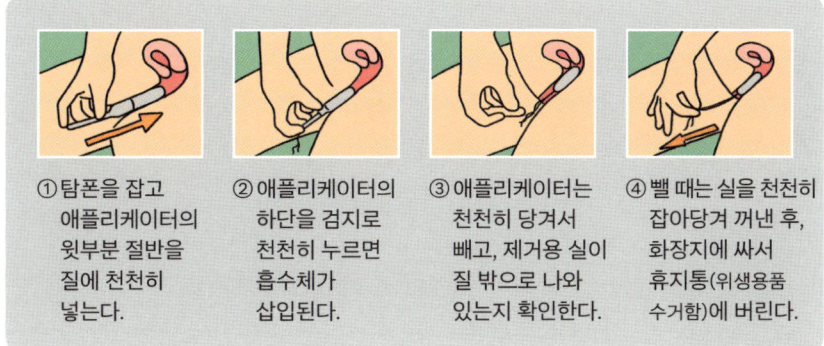

 일회용 월경 용품은 환경 오염의 문제를 일으켜요. 완전히 썩어 없어지기까지 월경대는 500~800년, 탐폰은 100년 이상이 걸린다고 해요.

다양한 월경 용품 〈 다회용

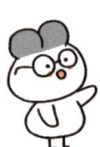

월경 용품이 다양해서 이해하기 어려울 수 있어요. 하지만 미리 알아 두면 나중에 나에게 맞는 용품을 쉽게 찾을 수 있을 거예요.

⭐ **면 월경대**

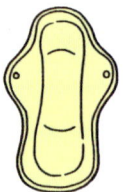

일회용 월경대와 사용 방법이 같지만, 접착제 대신 똑딱이 단추로 되어 있는 것이 차이점이에요.
면으로 되어 있어 통기성이 좋아 피부에 자극이 없어요.
하지만 직접 손세탁해야 한다는 불편함이 있어요.

⭐ **면 월경 팬티**

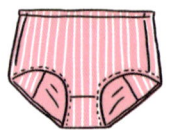
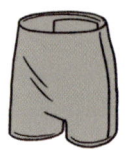

팬티 자체에 액체를 흡수하는 소재가 붙어 있어서
따로 월경 용품을 착용할 필요가 없고,
팬티를 입듯이 입으면 돼요.
다른 월경 용품과 함께 착용한다면
월경혈이 새는 것을 이중으로 방지할 수도 있어요.
하지만 외출 시에는 갈아입기 번거롭고
손세탁해야 한다는 불편함이 있어요.

🌸 월경 컵의 다양한 형태

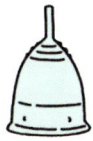 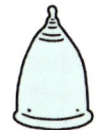 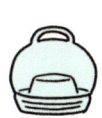 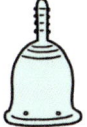

열에 강한 실리콘으로 만들어진 컵 모양 월경 용품이에요. 탐폰처럼 컵을 질에 삽입해서 그 안에 월경혈을 담아요. 월경혈이 새지 않고 냄새가 나지 않는다는 장점이 있어 활동량이 많은 날 사용하기 편리해요. 하지만 사용 후에는 끓는 물에 소독 후, 건조해야 하는 불편함도 있어요. 또 나에게 맞는 월경 용품을 찾는 것부터 제대로 사용하기까지 적응 기간이 필요한 용품이에요.

➡ 월경 컵 사용법

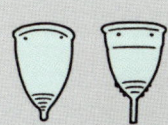 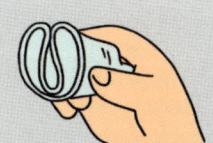 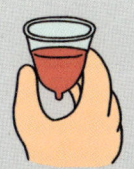

① 질 길이와 월경의 양에 맞는 제품을 고른다.

② 컵 입구 부분을 접어 질 입구부터 꼬리뼈를 향해 천천히 넣는다.

③ 뺄 때는 컵의 아랫부분을 잡고 월경혈이 새지 않도록 조심스럽게 꺼낸다. 컵 안의 월경혈은 변기에 버린다.

 다회용 월경 용품은 일회용품에 비해 비교적 화학 처리가 되어 있지 않아서 성기 건강에 좋아요. 또 반영구적으로 사용할 수 있어서 환경 보호에 도움이 돼요. 하지만 사용 후 세탁과 외부에서 월경 용품을 교체하는 것이 번거로울 수 있어요.

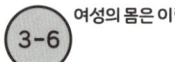
3-6 여성의 몸은 이렇게 변한대요

월경을 하면 왜 통증이 생기는 걸까요?

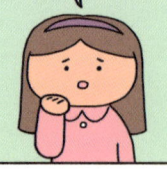
월경을 하면 왜 배가 쥐어짜듯 아픈 건가요?

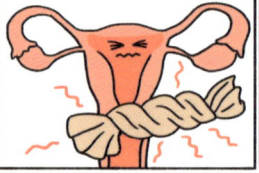
배가 아픈 이유는 호르몬 때문일 수 있어요.

이 호르몬이 지나치게 많이 분비되면
나는 염증을 일으키는 호르몬!
프로스타글란딘

쥐어짜는 통증이 나타날 수 있거든요.
정확하지는 않다고 해요!

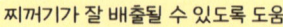
이 호르몬은 이런 일을 한답니다.

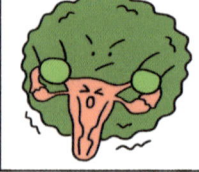
자궁 근육 수축

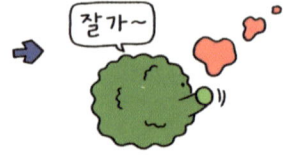
찌꺼기가 잘 배출될 수 있도록 도움
잘가~

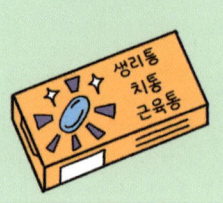
그래서 우리가 먹는 진통제에도
생리통 치통 근육통

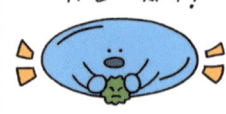
이 호르몬을 억제하는 효과가 있다는 사실!
가만히 있어!

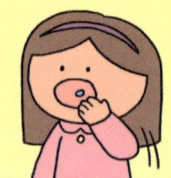
하지만 통증이 심하면 병원에 가 보세요.

포리의 어린이 성 고민 상담소

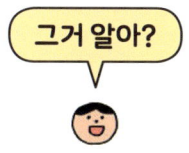

월경통을 줄이는 방법

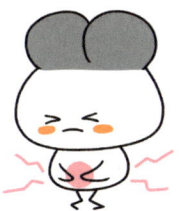

통증 부위마다 다르지만 아래와 같은 방법으로 통증을 줄일 수 있어요.

- 진통제(약): 월경통 전용으로 나온 진통제를 복용해요.
- 찜질: 따뜻한 핫팩을 배에 대고 있거나 따뜻한 손으로 배를 시계 방향으로 문질러 보세요.
- 운동: '운동하면 더 아픈 거 아닐까?'라고 생각할 수 있어요. 하지만 가벼운 운동은 혈액 순환에 도움을 줘서 월경통을 줄일 수 있어요.
- 스트레스 관리: 잘 자고 잘 먹는 건 정말 중요해요. 스트레스를 심하게 받으면 월경이 멈추거나 월경통이 심해질 수 있거든요. 내 몸을 아끼고 사랑해 주세요.

 월경을 시작하기 전에도 통증과 함께 불쾌한 증상이 나타날 수 있는데, 이것을 '**월경 전 증후군(PMS)**'이라고 해요.

 PMS: Premenstrual Syndrome

3-7 여성의 몸은 이렇게 변한대요

월경 주기는 며칠인가요?

월경 주기는 사람마다 달라요.

28일 / 35일 / 31일

월경 주기는 월경이 시작한 날부터 다음 월경 때까지의 기간으로 평균 28~35일 정도예요.

약 28~35일

월경을 하는 날은 3~7일 정도지만
- 월경혈 양 : 10~80ml
- 월경 기간 : 3~7일

알고 보면 한 달 내내 월경을 준비하고, 월경을 하는 패턴이라는 것!
- 월경 : 3~7일
- 배란일 : 1~2일
- 월경 전 일주일 : 가슴이 붓고 아픔, 두통 등
- 월경 직전 : 냉이 많아짐

그리고 또 하나! 월경을 시작한 날의 2주 전이 난소에서 난자가 나오는 배란일이에요.

뿅! 나왔다.

나팔관 / 난자 / 난소

포리의 어린이 성 고민 상담소

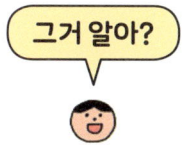

월경이 멈추는 이유

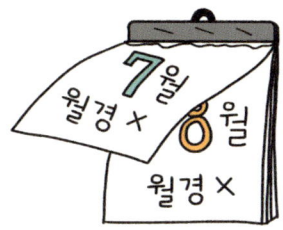

월경이 규칙적이었다가도 갑자기 미뤄지거나 멈출 수 있어요.
월경은 여성의 건강을 확인할 수 있는 하나의 지표거든요.

- 잠을 잘 못 잤을 때
- 몸 컨디션이 안 좋을 때
- 몸에 이상이 있을 때
- 스트레스를 많이 받았을 때
- 체중이 급격히 변화했을 때
- 임신했을 때

월경이 규칙적인 편이었는데도 한 달 넘게 월경을 하지 않거나
월경이 멈춤과 더불어 아랫배에 통증이 있다면
병원에 가서 꼭 진료를 받아 보세요.

초경을 한지 얼마 되지 않았다면(2년 이내) 월경이 불규칙할 수 있어요.

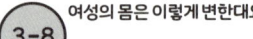

월경은 몇 살까지 하나요?

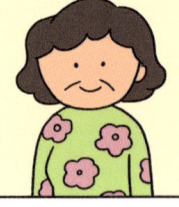
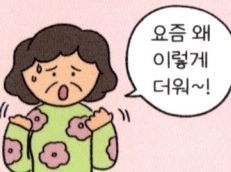
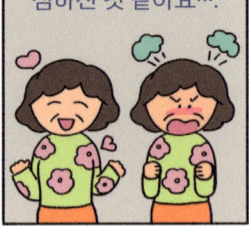
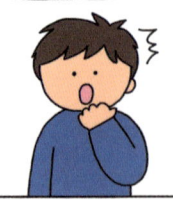
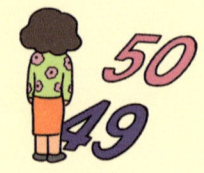
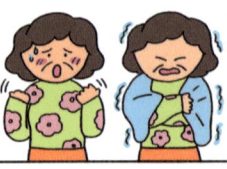

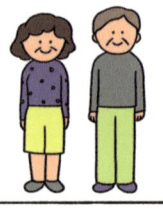

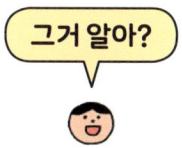

호르몬에 따라 달라지는 우리의 몸

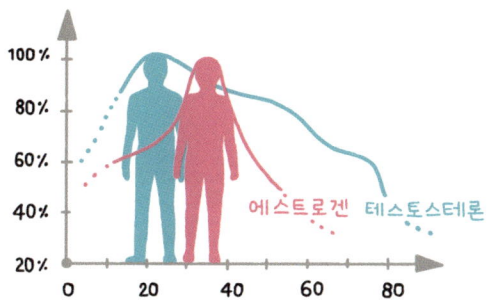

우리 삶에서 호르몬은 정말 중요한 역할을 해요.
2차 성징이 시작되면 남성은 테스토스테론(남성 호르몬)이
여성은 에스트로겐(여성 호르몬)의 수치가 올라가요.
이에 따라 남성은 목소리가 굵어지고 수염이 나기 시작하며,
여성은 월경을 하고 가슴이 커지기 시작해요.
물론 성호르몬은 남성과 여성 모두에게 분비되지만
분비되는 정도는 성별에 따라 차이가 있어요.
그런데 이 호르몬 수치는 점점 오르다가
45세 이후로 갱년기가 시작되면서 내려가기 시작해요.
그래서 남성은 상대적으로 에스트로겐이,
여성은 테스토스테론의 수치가 올라가요.
이런 호르몬의 변화로 인해 갱년기 증상이 나타나는 거예요.

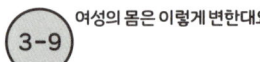 여성의 몸은 이렇게 변한대요

3-9

월경 용품으로 어려움을 겪고 있나요?

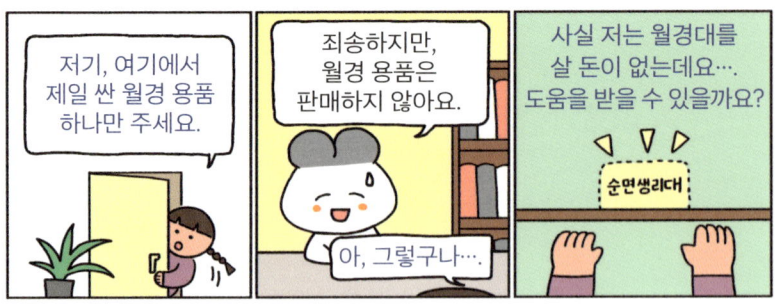

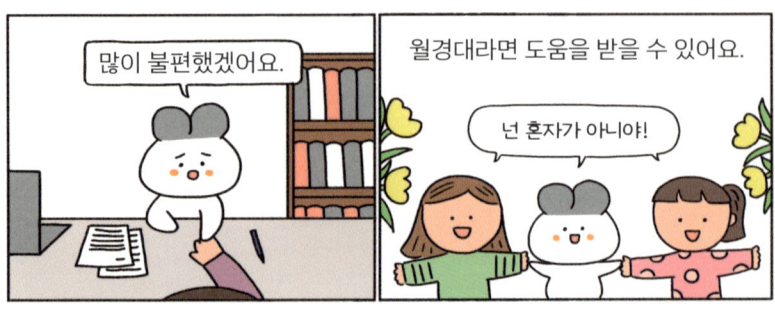

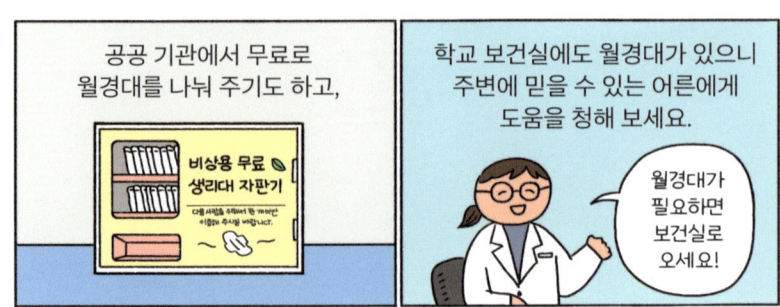

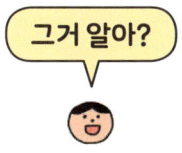

그거 알아?

'월경 빈곤'이란?

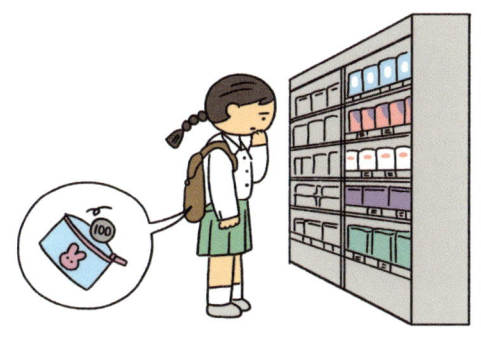

월경은 인간의 기본적인 생리 현상 중 하나예요.
그런데 월경대를 살 돈조차 없어서 또는 월경에 대한 지식이 부족해서
월경을 할 때마다 불편함을 겪는다면 어떨까요?
이와 같은 문제를 '월경 빈곤'이라고 해요.
이미 세계 곳곳에서는 월경 빈곤을 해결하기 위해
월경 빈곤 퇴치 운동이 일어나고 있어요.
이 운동 덕분에 몇몇 나라에서는 월경대에 붙는 세금을 줄이거나 없애고,
스코틀랜드에서는 월경대를 무상으로 지원해 주는
법안이 통과되었다고 해요.
세상에는 다양한 사람들이 살고 있어요.
함께 더불어 살아가기 위해서는 우리가 어떻게 도울 수 있을까요?

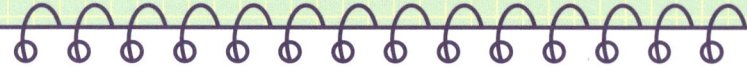 세 번째 상담 기록

⭐ 자궁은 아기만을 위한 생식 기관이 아니므로 세포의 집이라는 뜻의

'포궁'으로 사용하자는 의견이 있다. 어떤 단어를 사용하면 좋을까?

🌿 월경은 여성의 건강을 알려 주는 지표라는 것이 신기하다.

냉과 월경 주기로도 내 몸의 상태를 확인할 수 있다니…!

⭐ 월경을 하면 배가 아닌 다른 곳이 아프기도 한다.

머리 또는 허리가 아프거나 구토가 날 수도 있다.

월경을 할 때 사람들이 아프지 않았으면 좋겠다.

🌿 월경은 인간의 기본적인 생리 현상인데도 불편함을 겪는 사람들이 있다.

모두가 평등하기 위해서 우리는 무엇을 할 수 있을까?

몸에 이상 신호가 있다면 바로 병원에 찾아가기!

4장

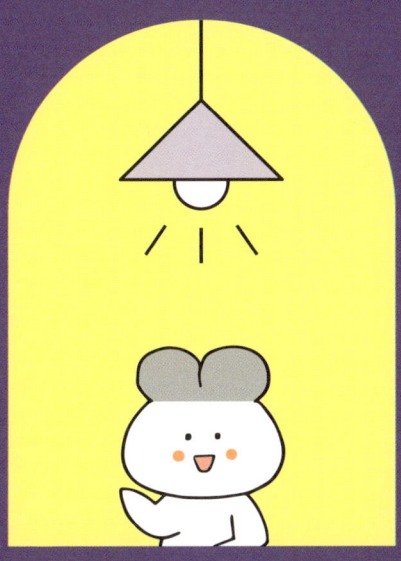

남성의 몸은 이렇게 변한대요

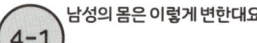 4-1 남성의 몸은 이렇게 변한대요

나만 이렇게 작은 걸까요?

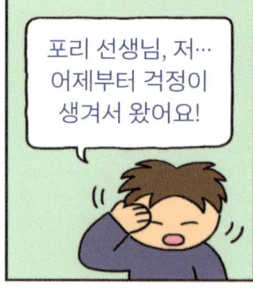

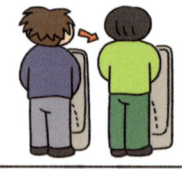

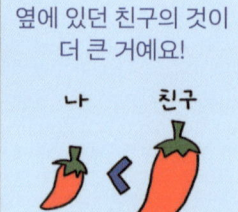

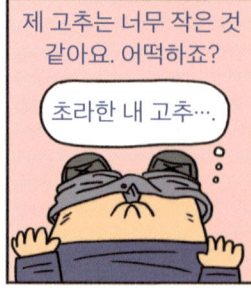

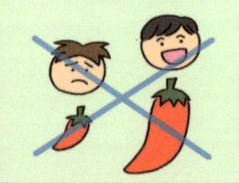

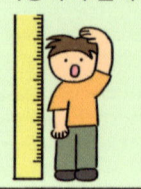

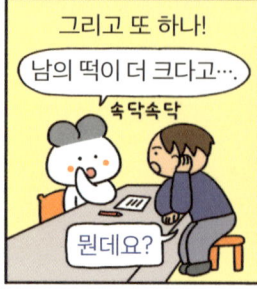

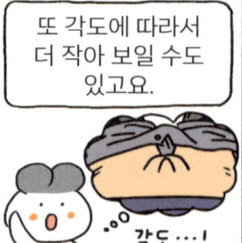

포리의 어린이 성 고민 상담소

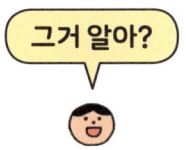

남성의 성기는 뭐라고 부를까?

남성의 성기를 뭐라고 부르나요?
소중이, 고추, 그곳, 거기 등등
여러 가지 별명으로 부르고 있어요.
하지만 정확한 명칭은 '음경'이에요.

음경은 이렇게 생겼어요.

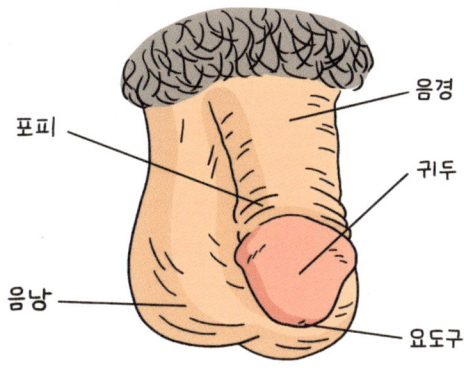

4장_ 남성의 몸은 이렇게 변한대요

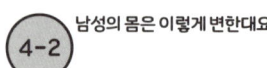

음경이 딱딱해졌어요

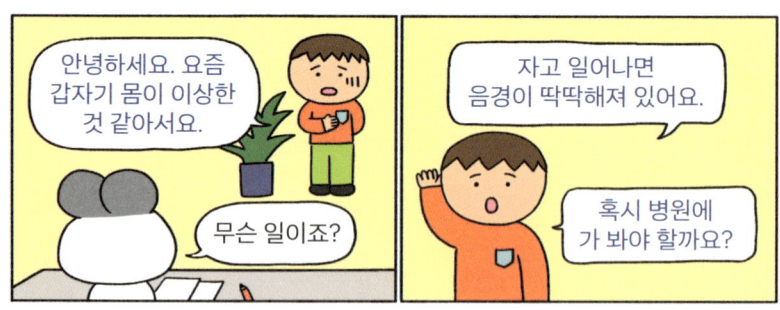

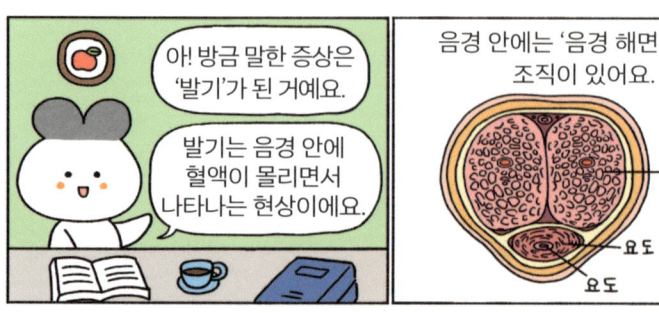

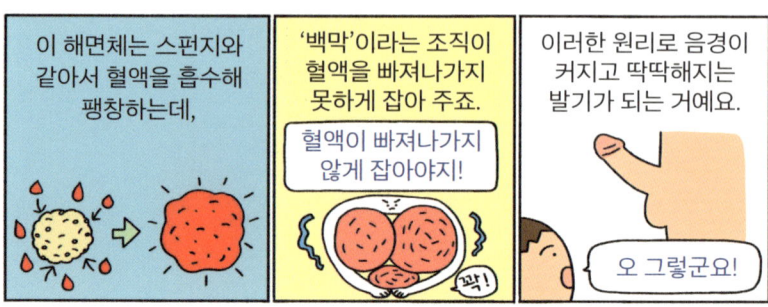

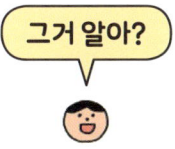

발기가 되는 이유는?

정말 다양한 이유로 발기가 됩니다.
그러니 갑작스럽게 발기가 되어도 너무 당황하지 마세요.
자연스러운 현상이에요.

졸릴 때

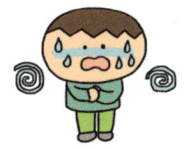
밀폐된 공간에 있을 때
(산소가 부족할 때)

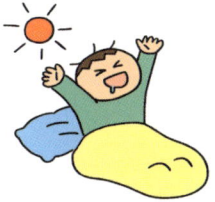
아침에 일어났을 때

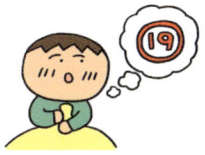
성적인 자극이 있을 때

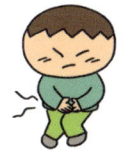
소변이 마려울 때

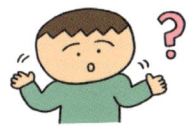
아무런 이유 없이

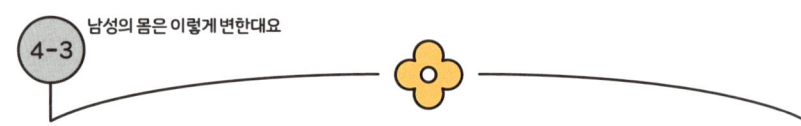

4-3 남성의 몸은 이렇게 변한대요

정자가 들어 있는 액체

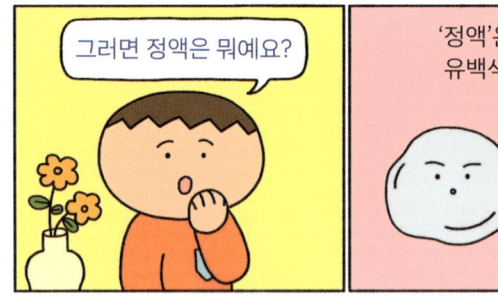

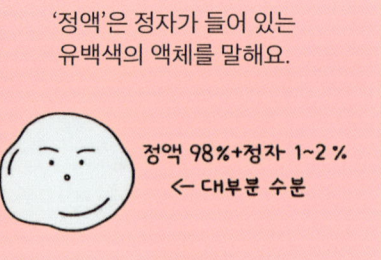

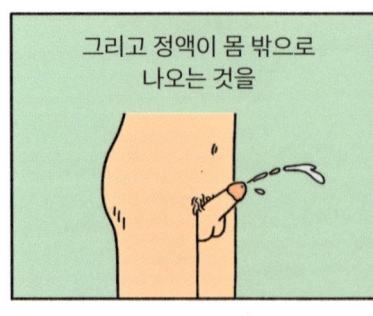

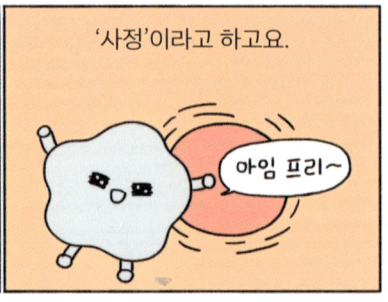

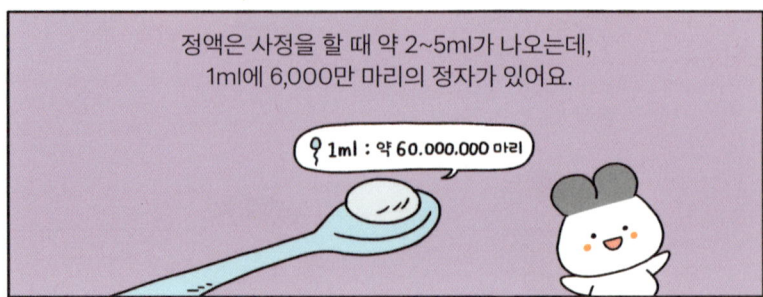

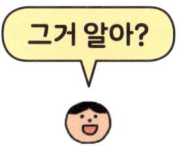

정액은 어떻게 세상 밖으로 나올까?

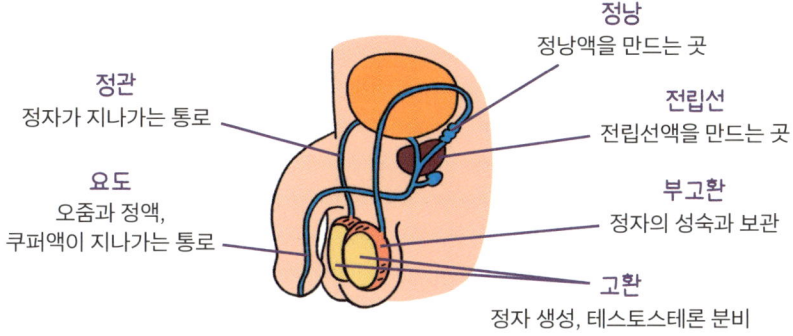

정액이 몸 밖으로 나오는 것을 사정이라고 해요.
그러면 사정은 어떻게 하게 되는 걸까요?

첫째, 고환에서 정자가 만들어지고 부고환에서 성숙하게 돼요.
이때 정자는 꼬리를 얻고 움직이는 힘을 얻을 수 있어요.

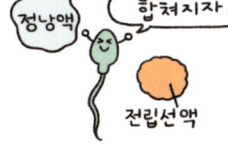

둘째, 정관을 통해 정낭과 전립선쪽으로 이동해요.
정낭과 전립선을 지나가며 정낭액, 전립선액과 섞여
정액을 만들어요.

셋째, 전립선 주위 근육을 수축시켜 정액을 밀어내면,
정액은 요도를 통해 밖으로 분출돼요.

4장_ 남성의 몸은 이렇게 변한대요

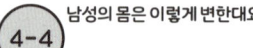

자고 일어났는데 흰 액체가…?

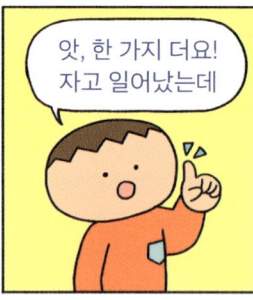
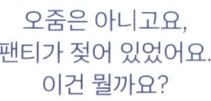
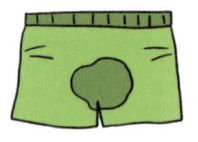
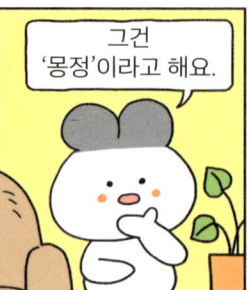
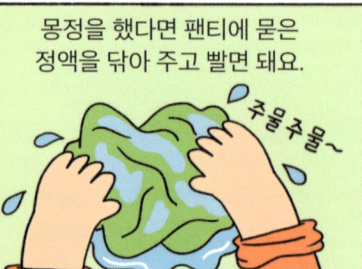
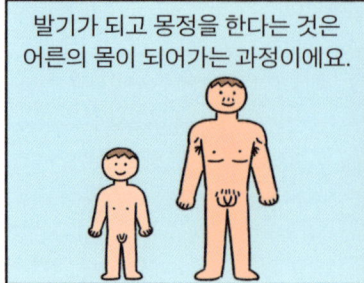
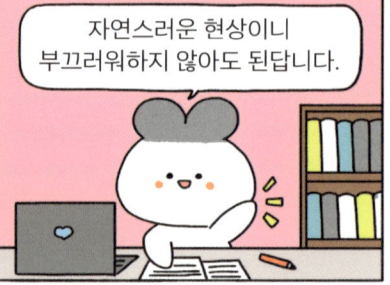

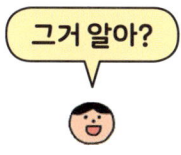

몽정과 유정

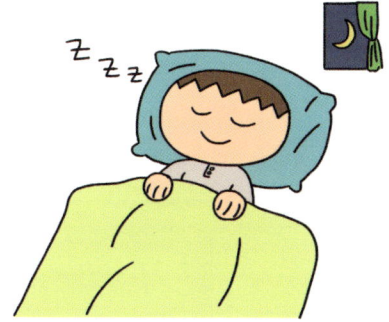

잘 때 나도 모르게 정액이 나오는 것을 '몽정'이라고 해요.
'꿈 몽(夢)' 글자를 써서 꿈꾸면서 정액을 배출하는 것을 뜻하거든요.
그런데 '유정'이라는 것도 있어요.
유정은 깨어있을 때 나도 모르게 정액이 새어 나오는 것을 말해요.
몽정과 유정 둘 다 처음 겪는다면 굉장히 당황스러울 거예요.
하지만 몽정을 하는 것은 몸에 이상이 있는 것이 아니에요.
남성이라면 겪는 자연스러운 현상이랍니다.

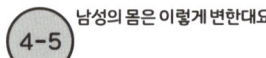 남성의 몸은 이렇게 변한대요

소변과 정액이 함께 나올 수 있을까?

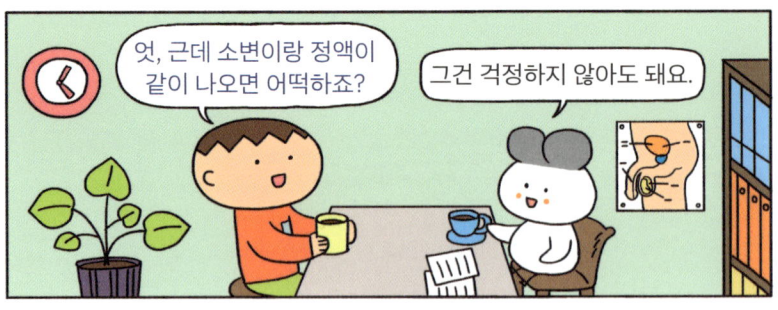

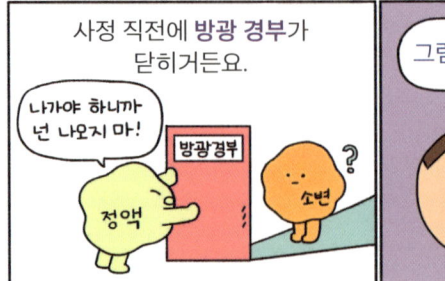

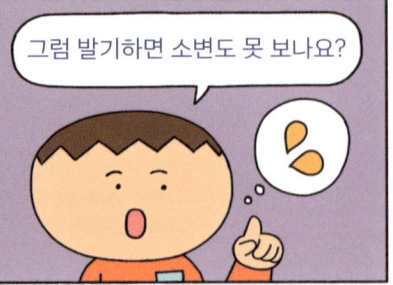

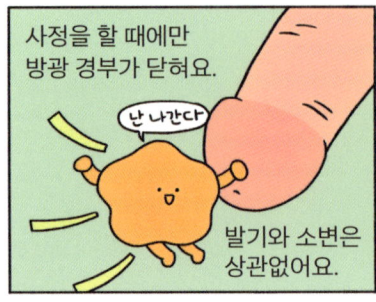

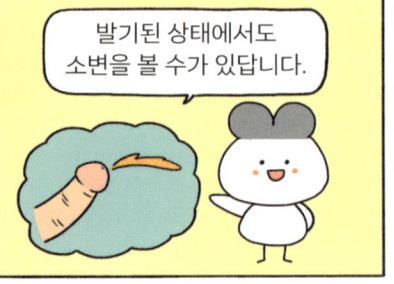

🙂 **방광 경부**: 요도로 이어지는 부분으로 방광의 입구

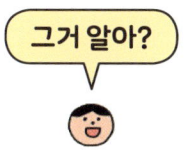

쿠퍼액? 이건 또 뭘까?

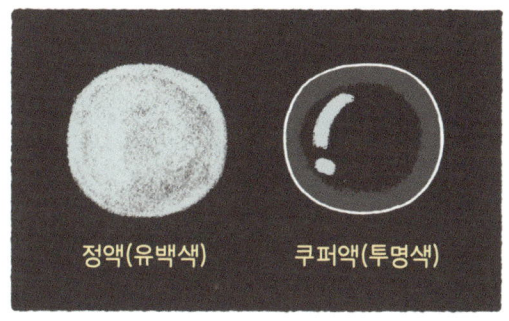

정액(유백색)　쿠퍼액(투명색)

투명하고 끈끈한 액체로 정액도 아니고, 소변도 아니에요.
요도를 통해 나오는 이 액체의 정체는 무엇일까요?
바로 '쿠퍼액'이라는 액체입니다.
대부분 성적으로 흥분했을 때 사정 전에 나오는 액체예요.
요도에 묻어 있는 분비물이 없도록 요도를 닦고
깨끗한 길에서 정액이 나올 수 있도록 도와주는 역할을 해요.

4장_ 남성의 몸은 이렇게 변한대요

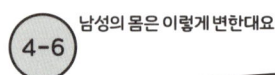

고환이 짝짝이인데 괜찮나요?

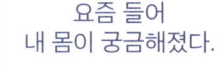
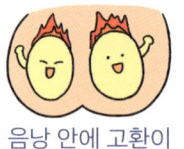
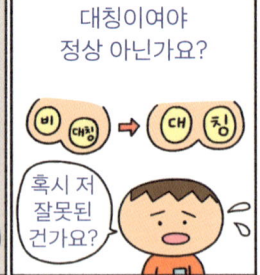
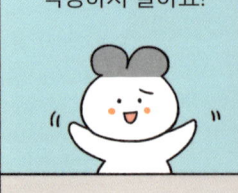
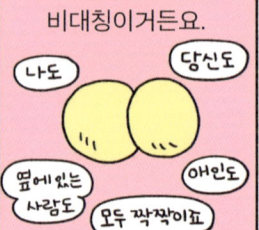
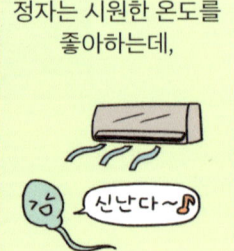
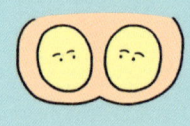
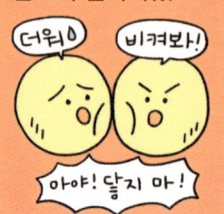
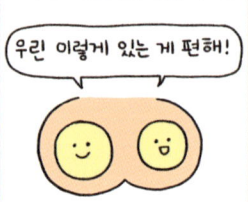

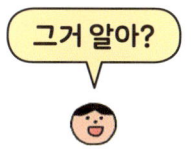

음낭에 선이 있는 이유

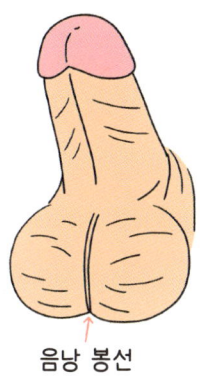

음낭 봉선

1차 성징에 관해 이야기했던 내용 기억하나요?
1차 성징은 남성과 여성을 구분 짓는
성기의 형태가 나타난 것이라고 했잖아요.
1차 성징 전, 처음에는 남성과 여성 모두 성기의 모양이 같아요.
그런데 1차 성징이 시작되면서 남성의 경우
생식 기관의 벌어져 있던 부분이 닫히고, 그 부분이 음낭이 된답니다.
음낭을 자세히 보면 중간에 선이 그어져 있는데,
1차 성징 과정에서 벌어져 있던 생식 기관이 붙은 부분으로
'음낭 봉선'이라고 해요.

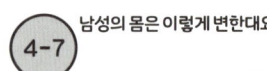 남성의 몸은 이렇게 변한대요

4-7

포경 수술이 뭔가요?

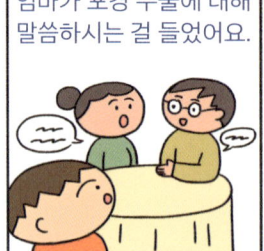

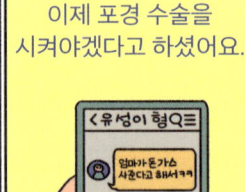

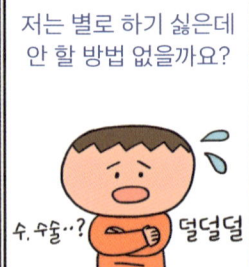

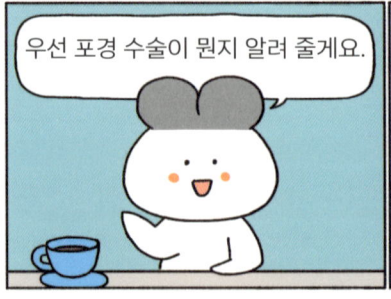

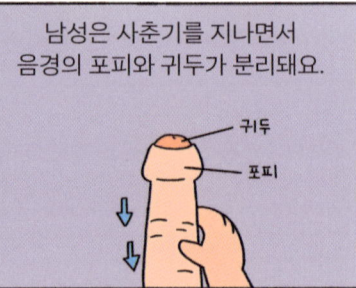

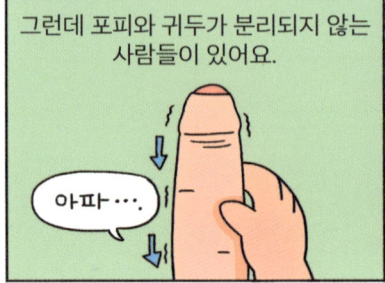

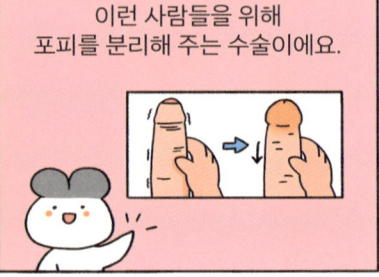

포리의 어린이 성 고민 상담소

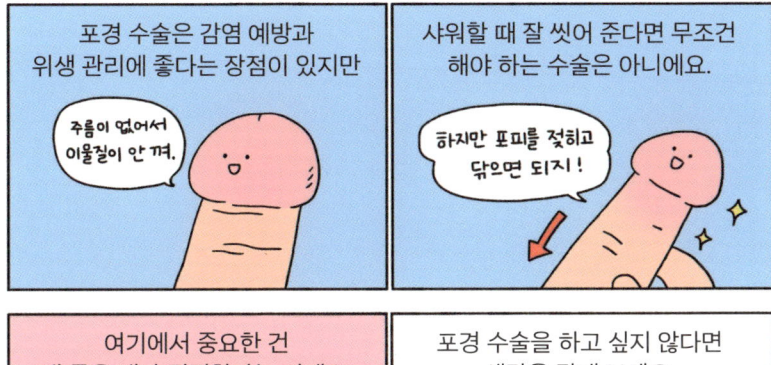

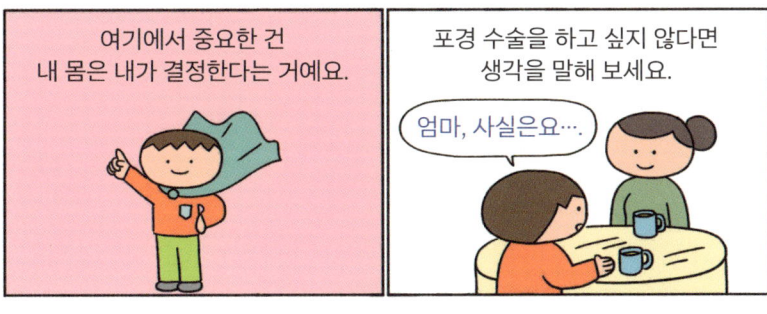

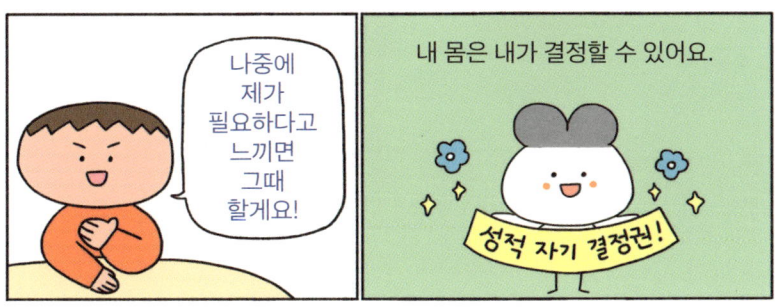

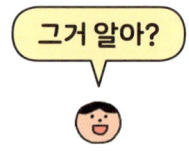

'포경 상태'는 뭘까?

남성은 사춘기를 지나면서 귀두와 포피가 자연스럽게 분리된다고 했죠?
그런데 그 이후에도 귀두와 포피가 분리되지 않는 것을
'포경 상태' 또는 '진성 포경'이라고 해요.

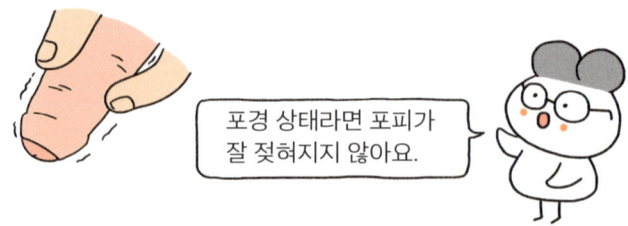

이와 반대로 귀두와 포피가 자연스럽게
분리된 것을 '자연 포경'이라고 하고요.

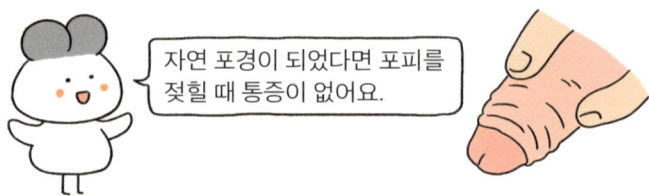

그러면 포경 수술은 꼭 해야 하는 것인지
궁금한 친구들이 많을 거예요.
위생 관리만 잘하면 포경 수술을 꼭 하지 않아도 괜찮지만
포경 수술의 도움을 받아야 하는 상황도 있어요.
만약 아래와 같은 증상이 있다면 지체하지 말고 병원에 가 보세요.

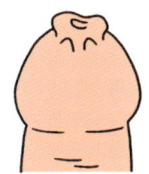

진성 포경

포피와 귀두가
분리되지 않아
포피를 젖힐 때
통증이 있어요.

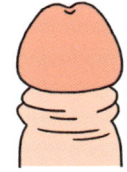

감돈 포경

포피를 뒤로 젖혔는데
원래 위치로
되돌아오지 않는 경우예요.
포피가 음경을
조이고 있어서
혈액 순환에 문제가 생겨요.

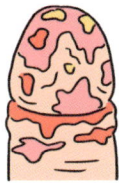

귀두 포피염

귀두와 포피에 염증이
생긴 경우예요.
치료가 가능하지만
위생 관리가 힘들 경우
포경 수술을 하는 것도
방법이에요.

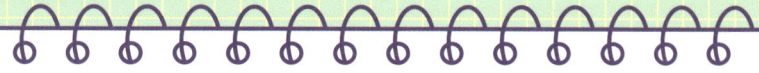

☆ 여성이 처음 월경을 할 때처럼 남성도 몽정을 할 때 당황할 수 있다.

하지만 이 모든 것은 자연스러운 현상임을 알았으면…!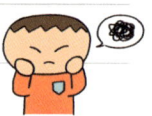

🍃 자신의 음낭, 음경의 생김새와 크기 등으로 스트레스를 받는

사람들이 없었으면 좋겠다.

크다고 해서, 대칭에 가깝다고 해서, 길다고 해서

무조건 좋은 것은 아니다.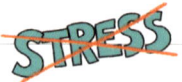

☆ '성적 자기 결정권'은 내 몸에 대한 것은 내가 결정한다는 권리다.

어른이 아니어도 이 권리는 누구에게나 있다.

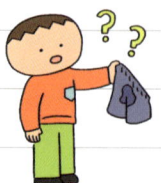 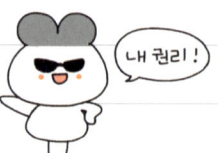

5장

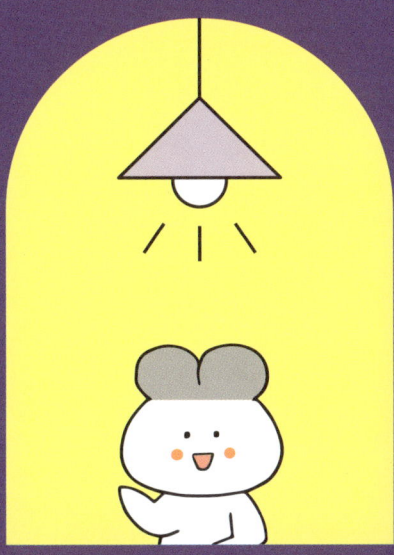

연애와 사랑

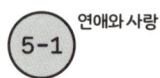

우정과 사랑

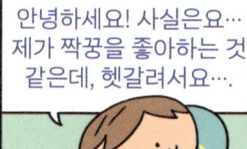
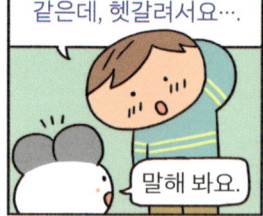
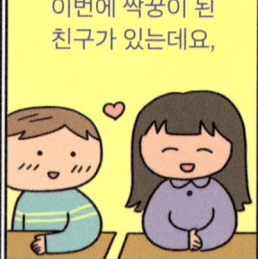
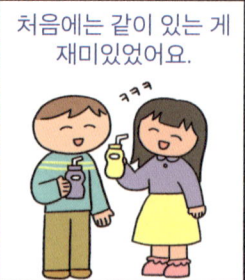
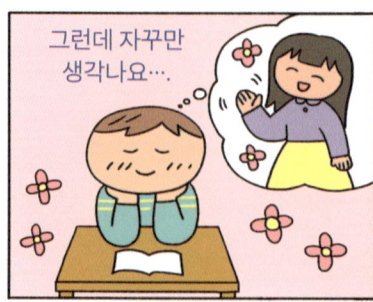
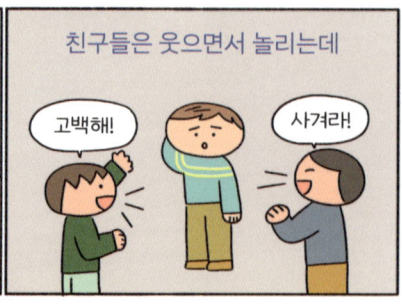
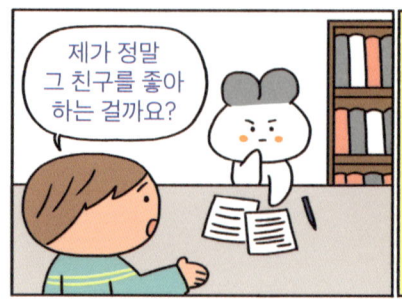
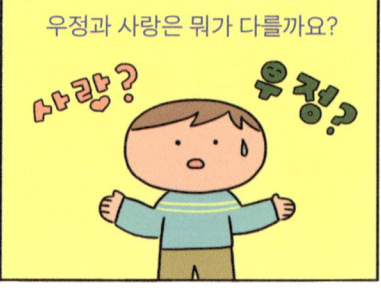

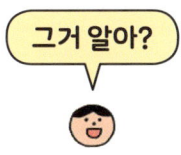

어떻게 고백해야 할까요?

누군가를 좋아하고 사랑의 감정을 느낀다는 것은 자연스러운 일이에요. 하지만 내 마음을 상대방에게 고백할 때 알아야 할 점들이 몇 가지 있어요. 상대방에게 진심으로 내 마음을 표현하고 싶다면 다음을 꼭 기억하세요.

✿ 마음은 장난스럽지 않게 전하세요.
  부끄러운 마음에 장난을 친다면
  상대방은 당연히 진심이라고
  느끼지 못할 수 있어요.

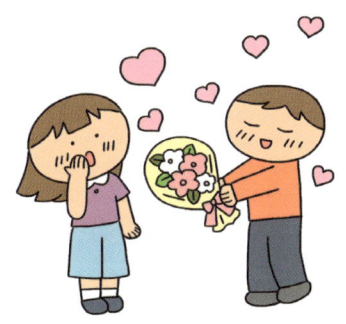

✿ 상대방은 나와 사귀고 싶을 만큼
  호감이 없을 수 있어요.
  상대방이 내 마음을 거절하더라도 부끄러운 일이 아니에요.
  누군가에게 내 마음을 고백했다는 것 자체가
  이미 용기를 냈다는 뜻이니까요.

✿ 사귀는 사이에도 서로의 합의와 동의가 있어야 해요.
  상대방이 거절한 상황에서 계속 마음을 전한다면
  상대방은 부담을 느껴 더 멀어질 수 있어요.

5장_ 연애와 사랑

5-2 연애와 사랑

드라마에 나오는 스킨십은 멋있다?

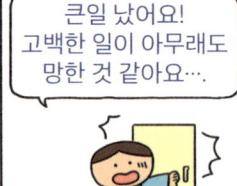
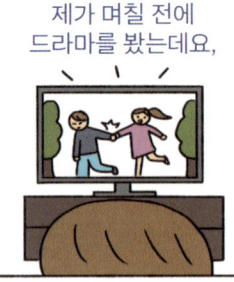
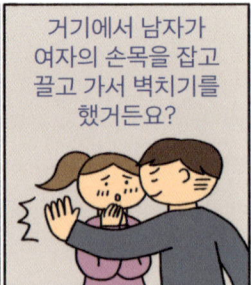
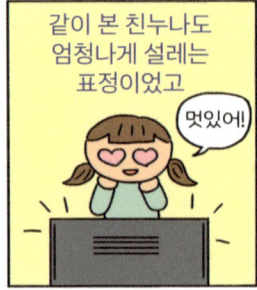
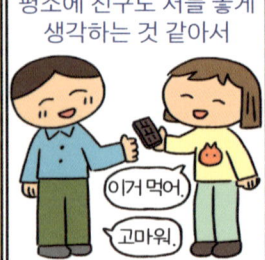
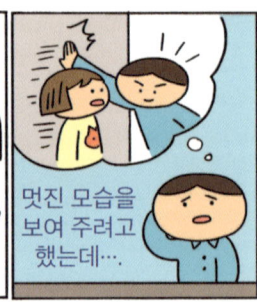
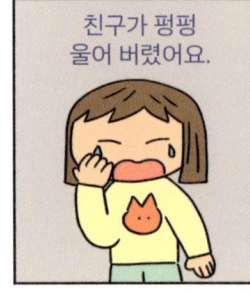
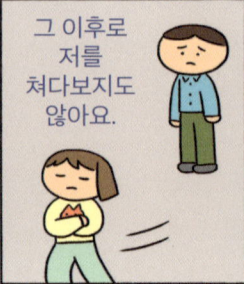
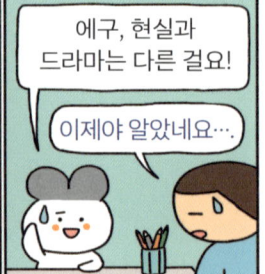

포리의 어린이 성 고민 상담소

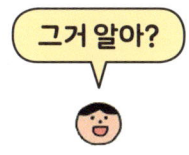

멋있는 스킨십을 따라 해도 될까요?

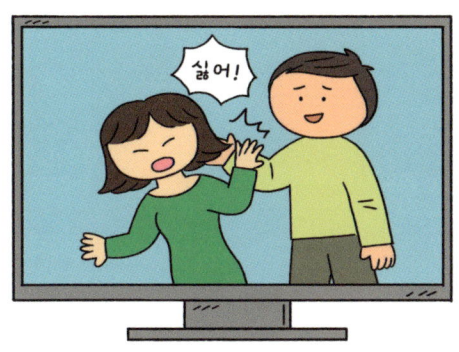

드라마 속 주인공처럼 사귄다고 해서 꼭 스킨십을 해야 하거나
스킨십에 순서가 있는 것은 아니에요.
드라마 속 내용은 현실과 다른 장면들이 나올 수 있거든요.
상대방의 동의 없이 손목을 잡고 끌고 가거나
단순한 호기심으로 스킨십을 강요하는 건 폭력이라고 할 수 있어요.
사람마다 스킨십을 원할 수도, 원하지 않을 수도 있고
스킨십보다는 서로 얼굴을 마주 보고 대화하는 것을 좋아할 수 있어요.
내가 좋다고 상대방 동의 없이 스킨십을 하는 것은 안 돼요.
나와 상대방 모두 서로의 의사를 존중하며 좋아하는 감정을 표현할 때
더 좋은 관계를 유지할 수 있답니다.

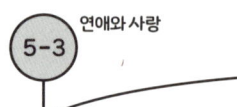

아기는 어떻게 생기나요?

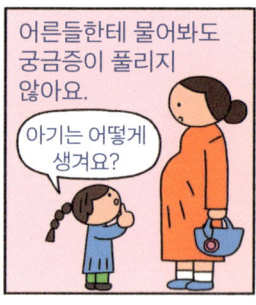
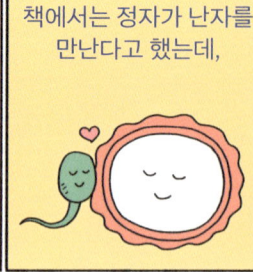
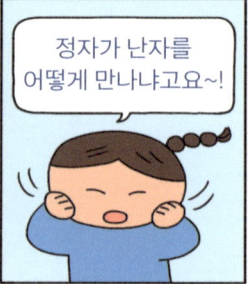
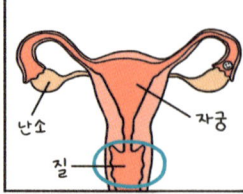
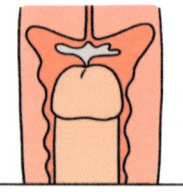
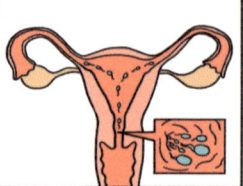
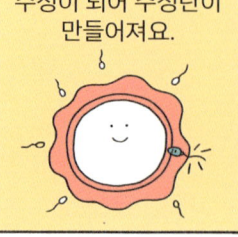
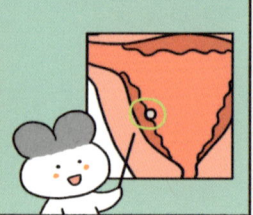
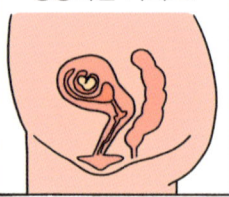

 착상: 수정란이 자궁 내막에 붙어 자리 잡는 것

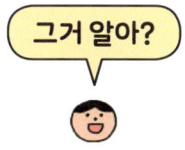

정자와 난자가 만나는 또 다른 방법

정자가 여성의 자궁 안에서 난자를 만나
수정과 착상을 거쳐 임신이 되는 것을 '자연 임신'이라고 해요.
그런데 이런 방법으로는 아기가 쉽게 생기지 않는 경우가 있어요.
아기를 낳고 싶은데 자연 임신이 어려울 때는
의학의 도움을 받아 임신을 시도할 수 있어요.

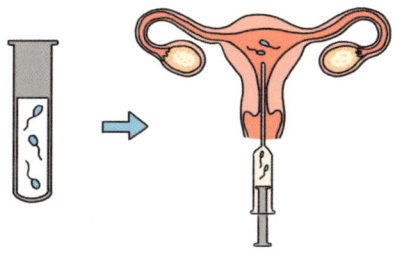

🌸 **인공 수정**
건강한 정자를 꺼낸 후,
배란일에 맞춰 자궁 안에
정자를 인공적으로 넣어요.

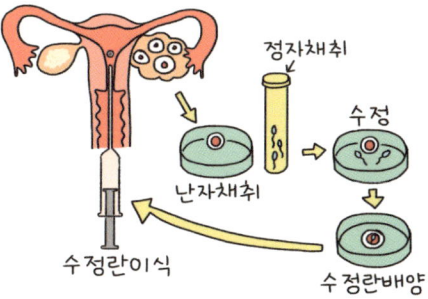

🌸 **체외 수정(시험관 아기 시술)**
몸 밖에서 정자와 난자를
수정시킨 후, 이 수정란을
자궁 안에 이식해요.

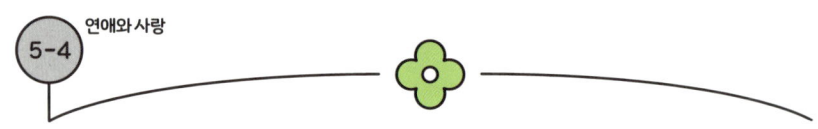

아기를 계획하지 않을 때는 피임을!

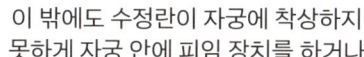
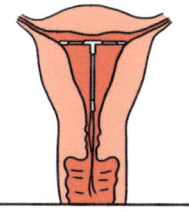
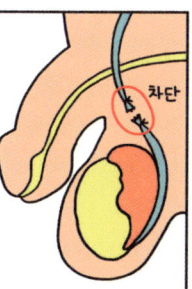
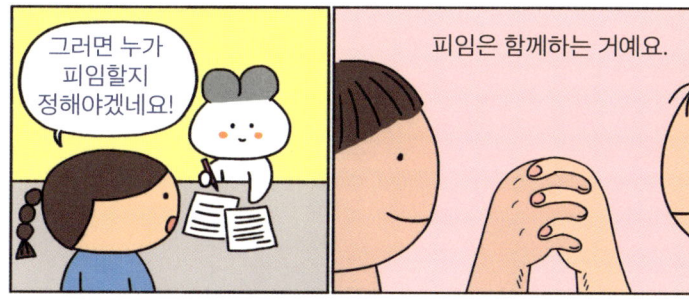
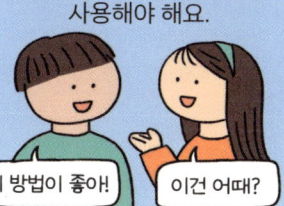
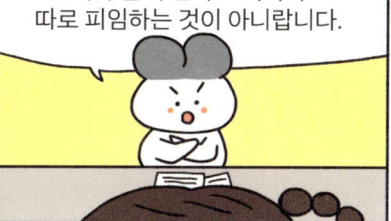

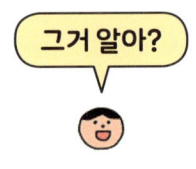

콘돔 사용법

콘돔은 남성이 사용하는 피임 방법으로 잘못 사용하거나 찢어지면 정액이 새어 나올 수 있으므로 주의해서 사용해야 해요.

일회용이므로 사용 후 꼭 버려야 해요.

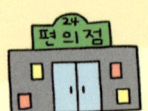 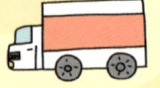

일반형은 청소년도 구매할 수 있고 편의점, 대형 마트, 약국 등에서도 판매하고 있어요.

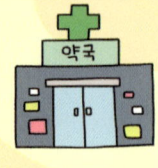 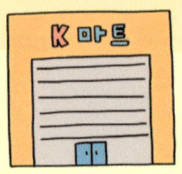

제대로 사용하면 피임률은 90% 이상! 대부분 고무인 라텍스로 만들어지는데, 라텍스에 알레르기가 있다면 폴리이소프렌, 폴리우레탄 등 다양한 소재가 있으므로 선택하여 사용할 수 있답니다.

포리의 어린이 성 고민 상담소

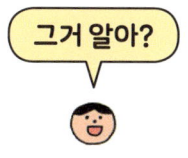

경구 피임약 복용법

경구 피임약은 호르몬을 조절하여 월경 시기를 앞당기거나 미루는 등 월경 주기를 조절할 수 있어요.

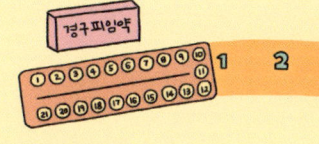

매일 같은 시간에
한 알씩 21일간 복용하고
7일 휴약합니다.
(약마다 먹는 일수는 다를 수 있어요!)

피임 시에는
월경 시작일부터 복용하고
월경을 미룰 목적이라면
월경 예정일 최소 7일 전부터
미루고자 하는 날까지 복용해요.

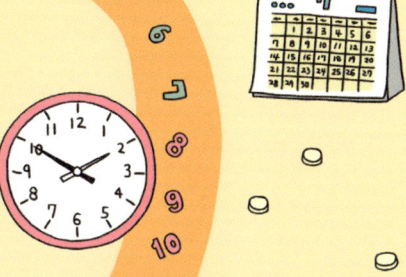

경구 피임약은
약국에서 구매할 수 있어요.
만약 첫 복용이라면
산부인과에 가서
내 몸에 맞는 약을 알아보고
복용하는 걸 추천해요.

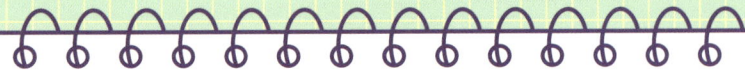 다섯 번째 상담 기록

⭐ **2차 성징이 시작되면 누군가에게 사랑의 감정을 느낄 수 있다.**

　이것은 자연스러운 현상! 하지만 여기에서 중요한 건
　상대방은 나를 좋아하지 않을 수 있다는 것이다.
　만약 좋아하는 사람과 교제를 하고 싶다면
　먼저 상대방의 의사를 물어보는 것이 중요하다는 사실!

🍃 **드라마에서 나오는 스킨십들은 현실과 다른 경우가 많다.**

　드라마나 주변 사람들을 보고 따라 하는 것은 위험!
　상대방과 나의 의사를 서로 존중하며
　우리의 속도에 맞추는 것이 중요하다.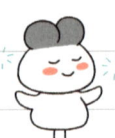

⭐ **아기를 계획하고 있지 않을 때는 꼭 피임을 해야 한다.**

6장

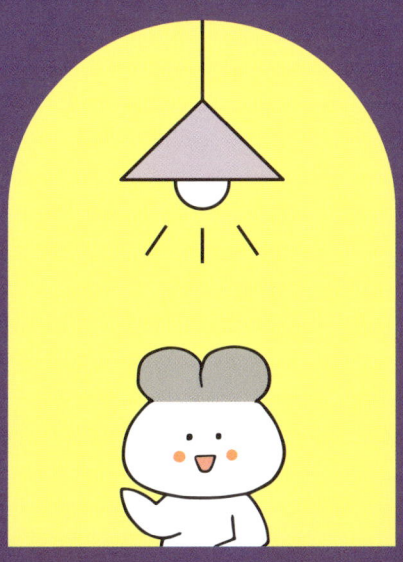

성 건강을 위해서

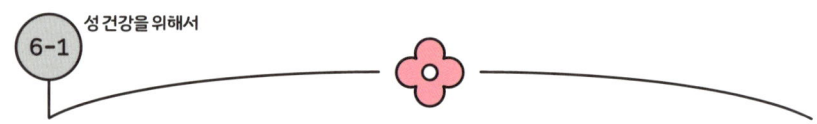

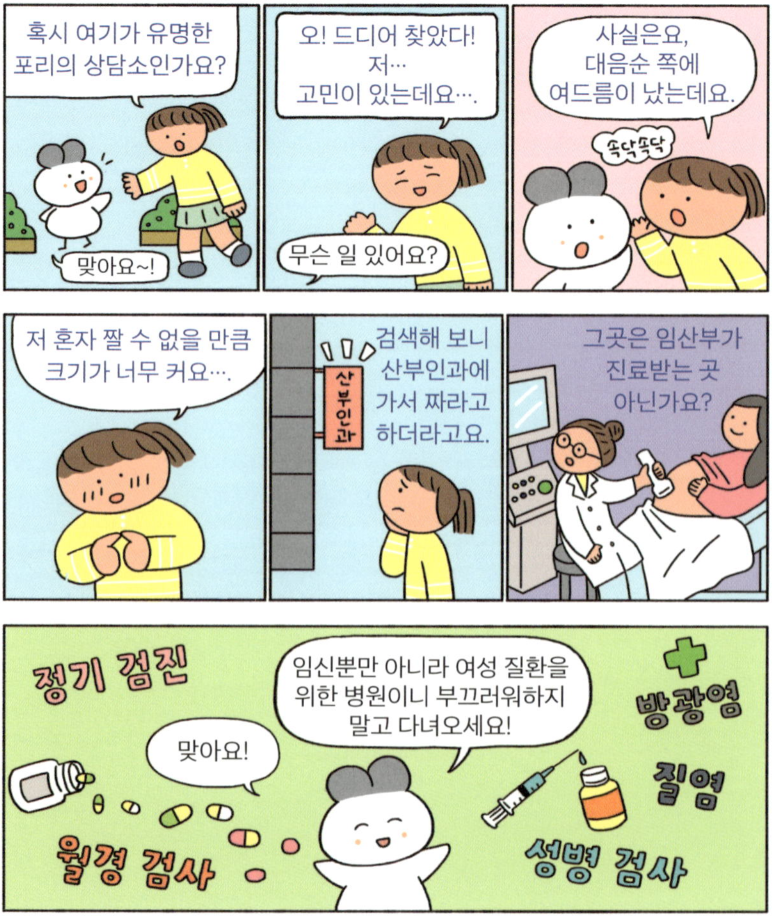

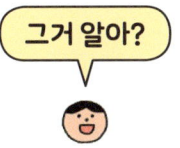

성기가 아프면 어느 병원에 가야 하나요?

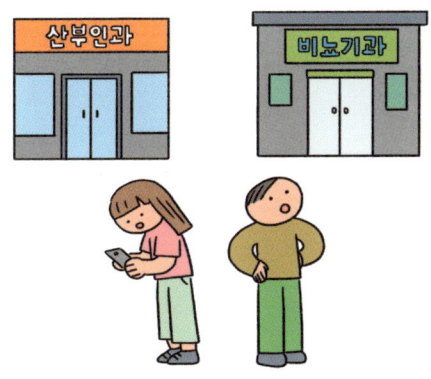

어느 날 성기에 문제가 생겼다면 남성은 비뇨기과에
여성은 산부인과(여성의원)에 가면 돼요.
그런데 간혹 비뇨기과나 산부인과에 가는 것을 부끄럽게 생각하거나
두려워하는 사람들이 있는데, 그렇게 생각하지 말라고 말해 주고 싶어요.
목이 아프면 이비인후과에, 치아가 아프면 치과를 가듯,
생식 기관이 아프면 비뇨기과나 산부인과에 가는 거예요.
여성도 비뇨기과에 갈 수 있어요.
비뇨기과는 방광, 소변에 관련된 것을 전문으로 하는 병원이거든요.
성기는 어른만 아픈 것이 아니라 우리 모두 아플 수 있다는 것.
이건 자연스러운 일이에요. 부끄러워하지 말아요.

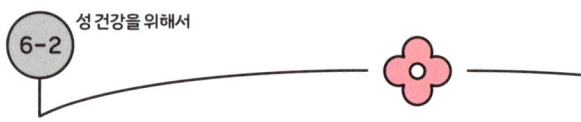

6-2 성 건강을 위해서

성기에 치구?

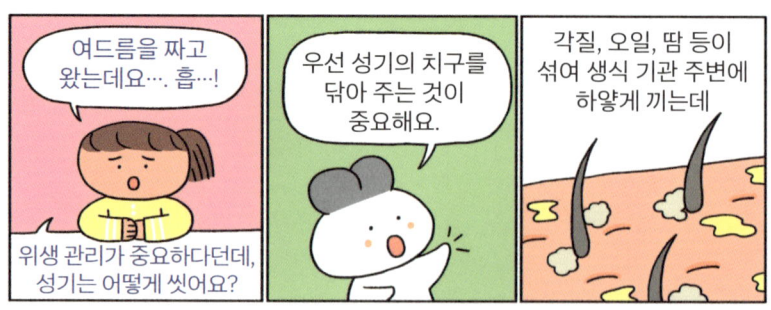

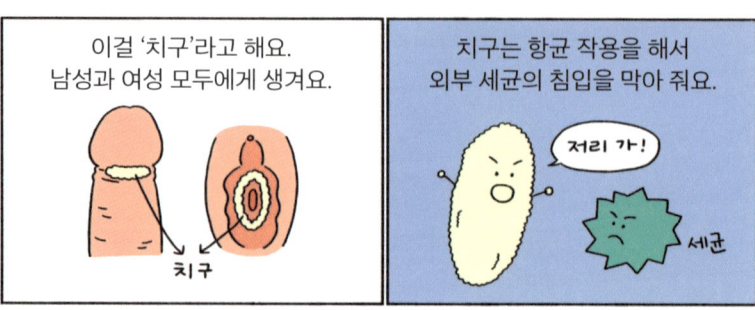

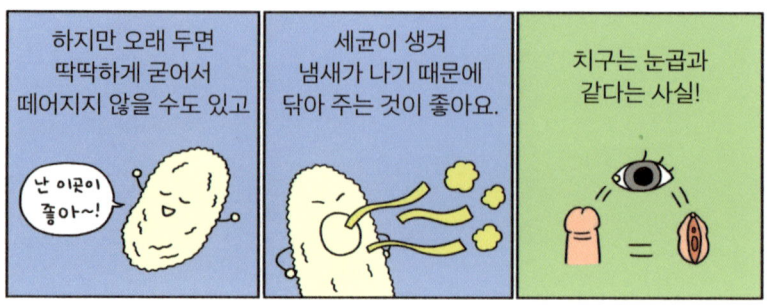

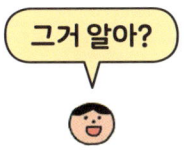

성기를 씻을 때는 이렇게 해요

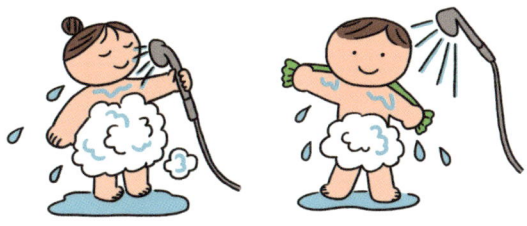

눈곱과 귀지, 코딱지와 같은 치구!
깨끗한 물로 살살 닦아 주면 돼요.

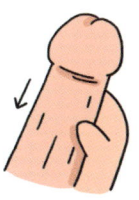

남자의 경우는
포피를 젖혀 닦아 주고,

여성의 경우 대음순과 소음순
사이를 닦아 주면 돼요.

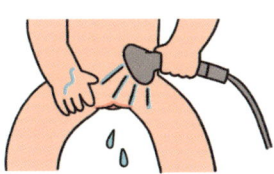

6장_ 성 건강을 위해서

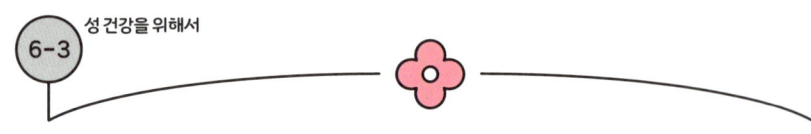

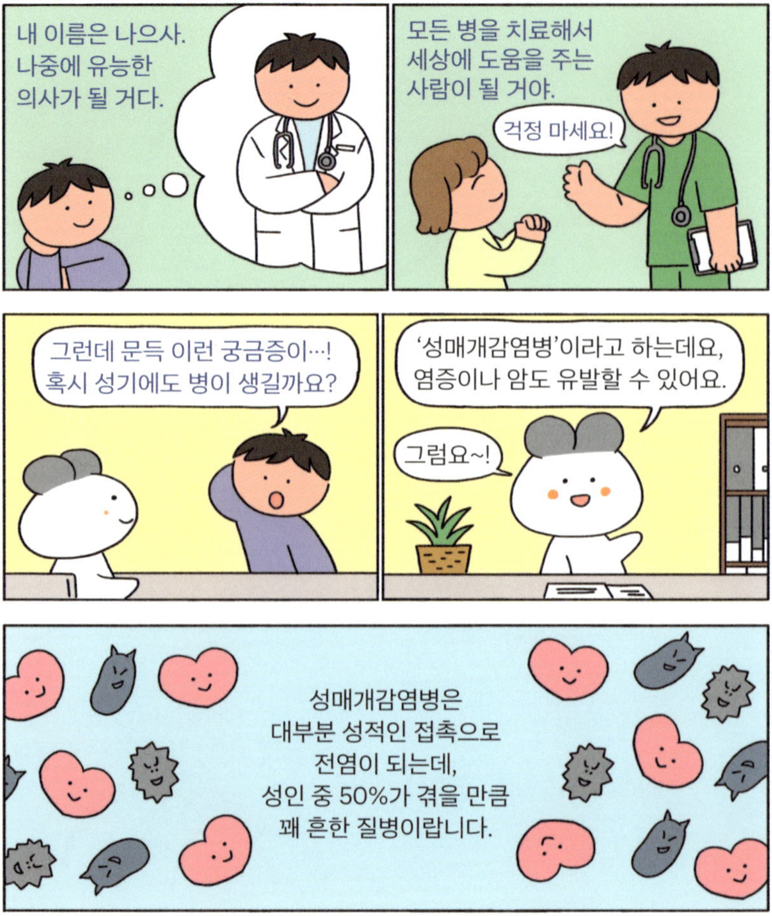

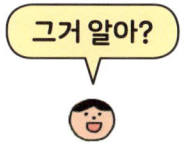

성매개감염병에 대한 오해와 진실

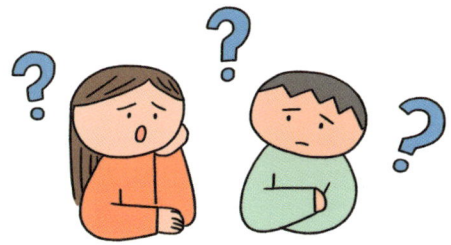

성매개감염병은 성인 50%가 겪을 만큼 흔한 질병인데
왜 다른 병처럼 환자가 많아 보이지 않을까요?
그것은 다른 병과 달리 사회적 인식이 좋지 않기 때문일 수 있어요.
예전에는 성매개감염병에 감염이 되면 치료하지 못해
목숨을 잃는 경우가 있어 다른 질병보다 전염에 대한 두려움이 컸어요.
하지만 의학의 발전으로 치료 약들이 잘 개발되어
웬만한 성매개감염병은 조기에 발견한다면 치료가 가능해요.
그러니 무서워하지 말고 관련 증상이 있거나
전염이 의심된다면 바로 병원에 가 보세요.

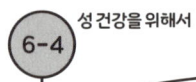

성병은 어떻게 감염될까요?

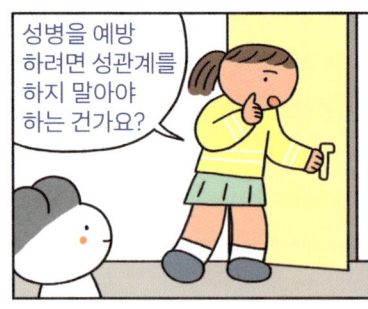
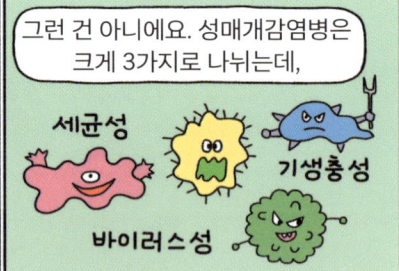
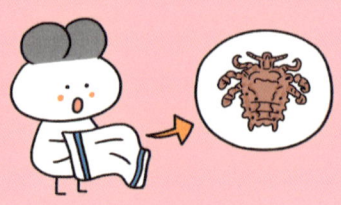
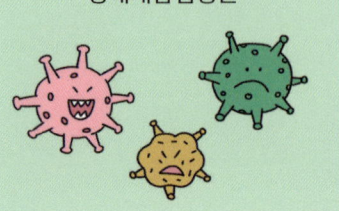
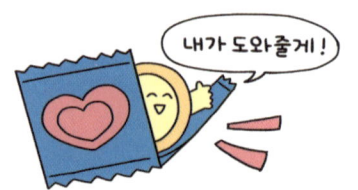

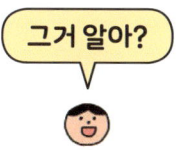

콘돔으로 성매개감염병 예방이 가능하다고?

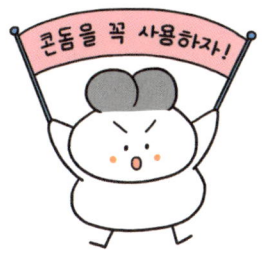

피임을 도와주는 피임 기구 중 하나인 콘돔은
대부분의 성매개감염병을 예방하는 데 큰 도움이 돼요.
콘돔이 바이러스나 세균을 막아 주는 역할을 하거든요.

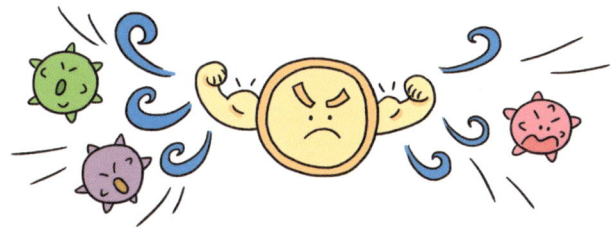

물론 어떤 질환이냐에 따라 100% 예방할 수는 없어요.
하지만 우리가 자전거를 탈 때 보호 장비를 착용하는 것처럼
혹시 모를 사고를 예방하고 감염 정도를 줄여줄 수 있다는 사실!

예방할 수 있는 암이 있다고?

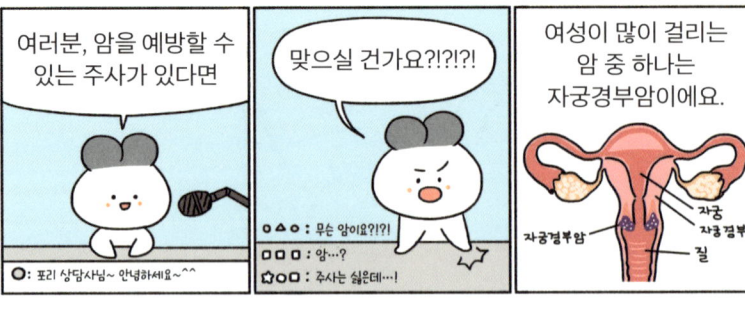

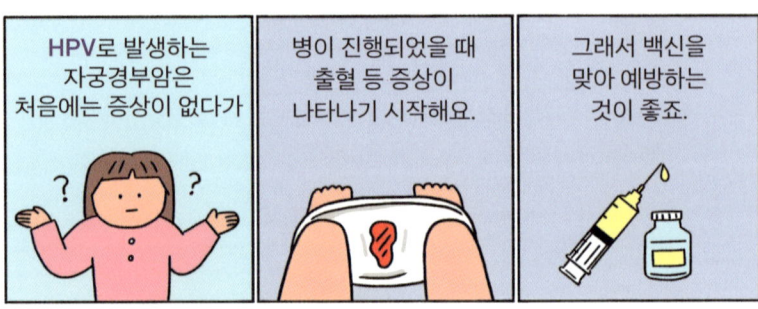

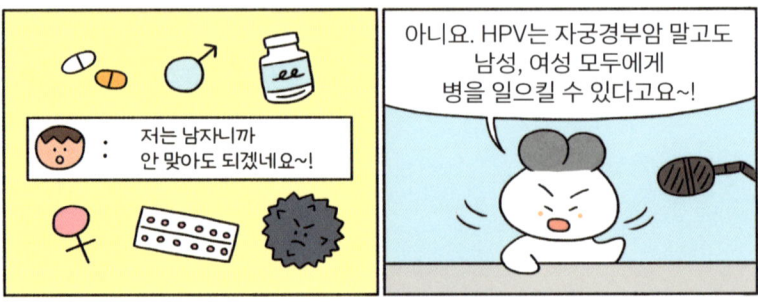

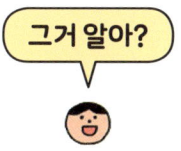

HPV(인간유두종바이러스) 질환의 종류

자궁경부암을 예방하는 것이 목적이라면
남성은 HPV 백신을 맞지 않아도 될까요?
아니요. 남성도 여성과 성관계를 맺게 되었을 때
HPV 보균자라면 여성에게 바이러스를 옮길 수 있어요.
그리고 무엇보다 HPV는 자궁경부암 이외에도
다른 질병으로 발전할 수 있답니다.

성별	질환 종류
♀	자궁경부암, 곤지름(생식기 사마귀), 두경부암, 외음부암, 항문암, 질암, 후두유두종(후두에 사마귀), 편평사마귀
♂	곤지름, 두경부암(구인두암, 편도암), 항문암, 고환암, 음경암, 후두유두종, 편평사마귀

HPV 백신의 예방률은 약 80%로 나이와 성 경험 여부에 따라
그 확률은 달라질 수 있지만, 확실히 높은 확률로 예방이 가능해요.
따라서 성별과 관계없이 HPV 백신은 꼭 맞는 것을 추천해요.

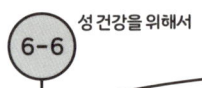

성 건강을 위해서

HPV에 감염되었다면?

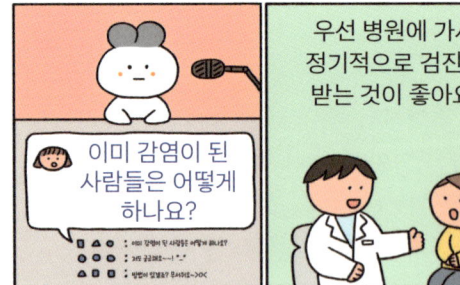

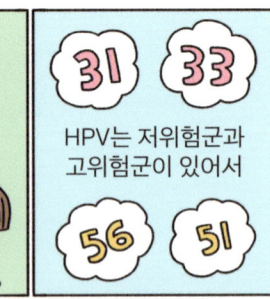

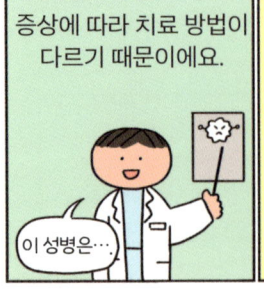

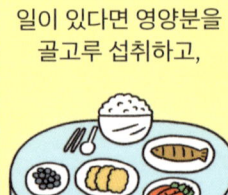

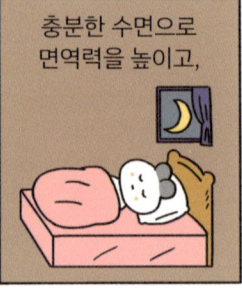

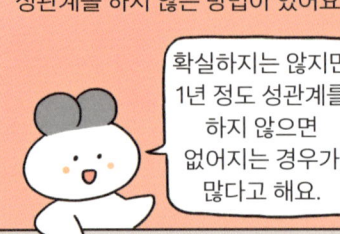

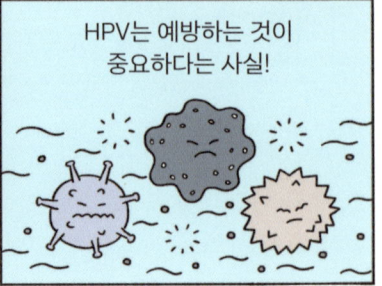

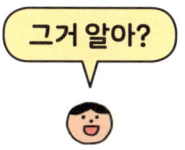

HPV 백신, 어떻게 접종하나요?

| 국가예방접종 위탁의료기관 찾기 | HPV 국가예방접종 사업 ▼ |
| 시/도 ▼ 시/군/구 ▼ 접종가능 백신 ▼ 의료기관명을 입력해주세요 검색 |

HPV 백신은 '서바릭스 2가', '가다실 4가', '가다실 9가'가 있으며 숫자가 높아질수록 예방할 수 있는 질병들이 더 많아진답니다.

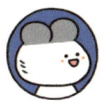 만 12~17세 여성이라면 무료 접종이 가능해요.

➔ 백신 접종 방법

① 인터넷에 〈예방접종도우미〉를 검색한다.
② 국가예방접종, 위탁의료기관 찾기에서 'HPV 국가예방접종 사업'을 클릭한다.
③ 최소 2번은 접종해야 하므로 내가 가기 편한 곳으로 설정 후 기관을 검색한다.
④ 가고 싶은 기관과 방문 날짜를 선택해 예약한다.
⑤ 예약한 날에 맞춰 백신을 접종한다.

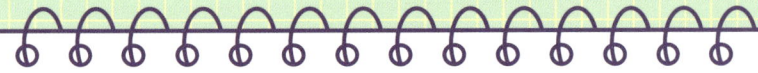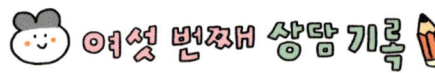

- 목이 아프면 이비인후과를, 배가 아프면 내과를 가듯 산부인과(여성의원)와 비뇨기과도 성기가 아프면 가는 병원이다. 내 건강을 위해서는 부끄러워하지 말고 병원에 가자!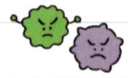

- 성기에도 병이 생길 수 있는데 이것을 성병이라고 한다. 성병은 다른 말로 이렇게 이야기한다.
  성병=성매개감염병=STI(Sexually Transmitted Infection)
  이걸 왜 알려 주냐고? 간혹 성병 검사를 할 때 'STI 검사'라고도 표현하기 때문.
  성병도 치료를 받으면 호전 가능!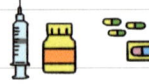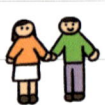

- 자궁경부암은 예방 가능한 암. 그런데 HPV는 자궁경부암 말고도 다양한 성병을 일으킬 수 있으니 꼭 예방 접종하는 것을 추천!

7장

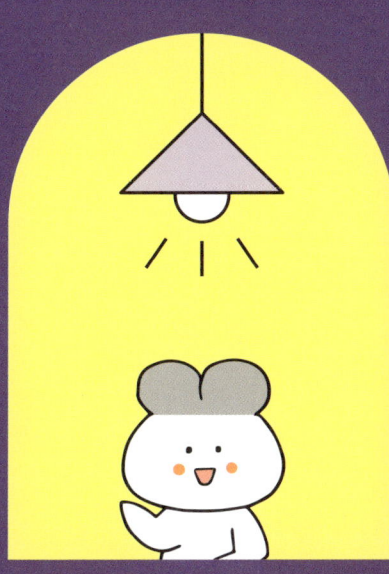

남들과 다른 나

여자인데 머리를 짧게 잘라도 되나요?

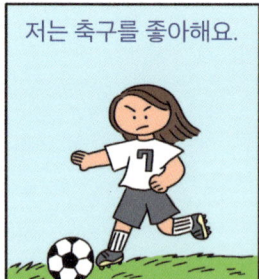
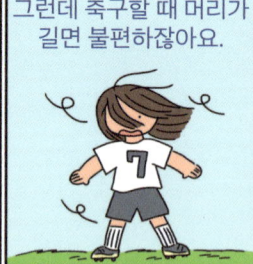
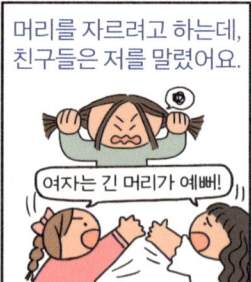
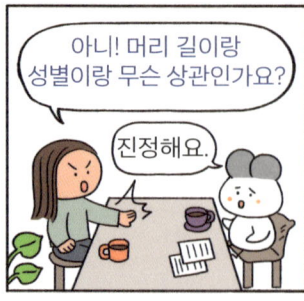
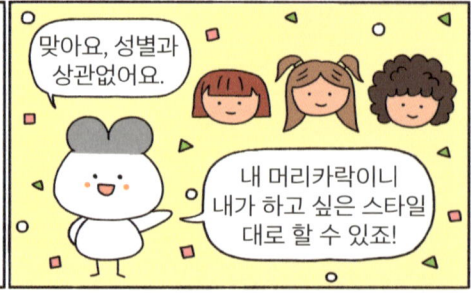
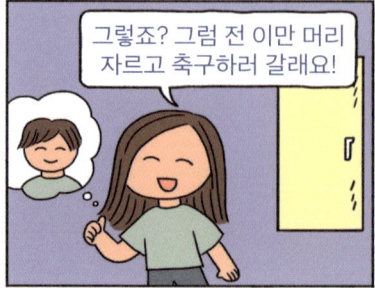
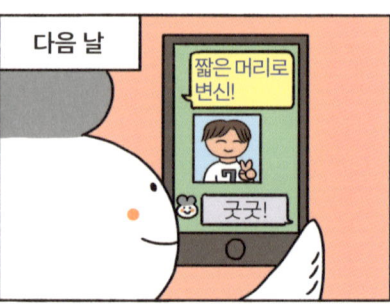

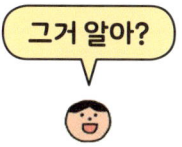

성별 고정 관념을 버려요

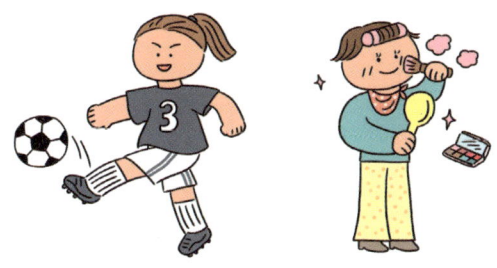

같은 반에 남자인 친구가 있어요.
그 친구는 축구처럼 동적인 활동보다는
그림 그리기나 십자수 놓기처럼 조용한 활동을 좋아해요.
같은 반에 여자인 친구가 있어요.
이 친구는 인형 모으기보다는 공차기나 로봇을 좋아해요.
그런데 성별만 보고 친구의 성향을
이상하다고 생각하진 않았나요?
우리는 저마다 모두 다른 취향을 가지고 있어요.
머리가 짧은 여성도 있고, 머리가 긴 남성도 있을 수 있어요.
또 화장하고 꾸미는 것을 좋아하는 남성도 있고,
꾸미는 것을 싫어하는 여성도 있어요.
타인을 불편하게 하지 않는다면
내가 무언가를 좋아하는 것은 나만의 권리예요.
그리고 내 권리만큼 타인의 취향도 존중해 주세요.

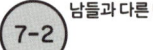 남들과 다른 나

할아버지, 할머니와 같이 살아요

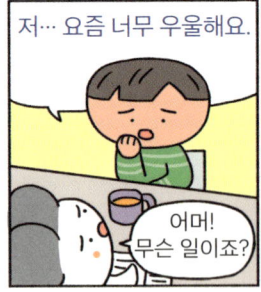
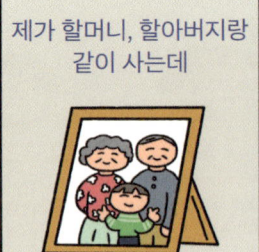
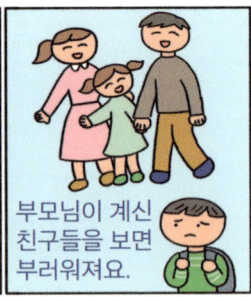
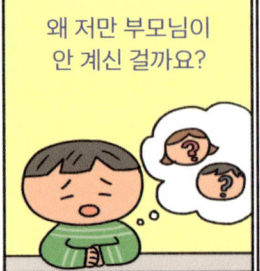
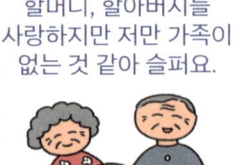
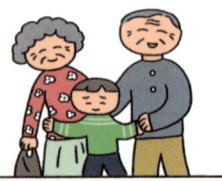
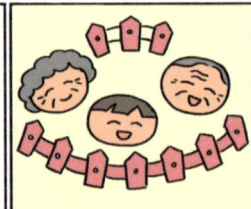
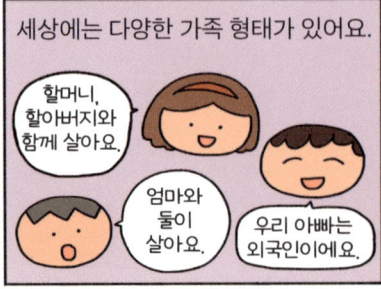
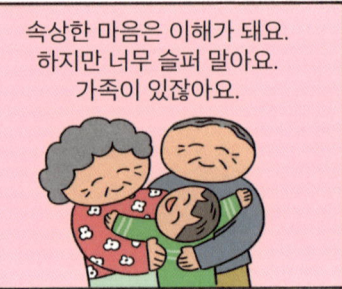

포리의 어린이 성 고민 상담소

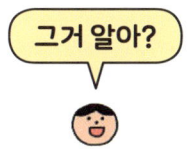

다양한 가족의 형태

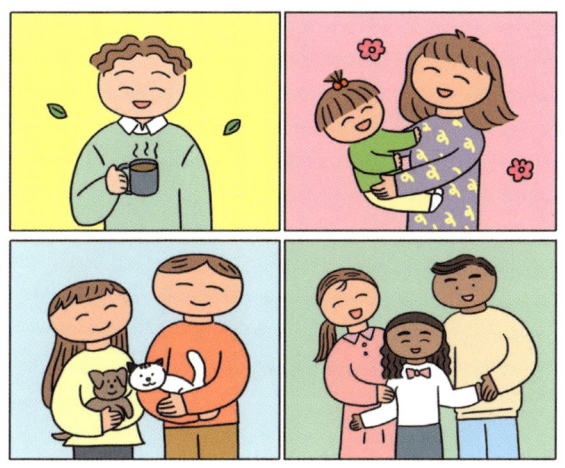

아버지, 어머니, 나, 그리고 남자나 여자 형제가 있다면 형제자매까지
한집에 사는 직계 가족을 '가족'이라고 이야기해요.
하지만 세상에는 다양한 형태의 가족이 있어요.
조부모님이나 이모와 함께 사는 사람도 있고,
큰아버지 집에서 함께 사는 사람도 있고요.
부모님, 형제 말고도 내 마음의 안식처가 되어 주는
보호자가 있다면 그 사람들이 바로 가족이랍니다.

7장_ 남들과 다른 나

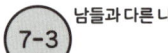 7-3 남들과 다른 나

색깔에도 성별이 있나요?

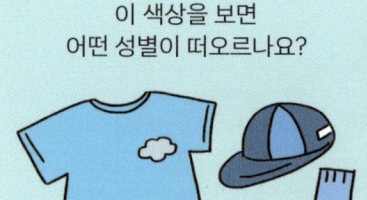

이 색상을 보면 어떤 성별이 떠오르나요?

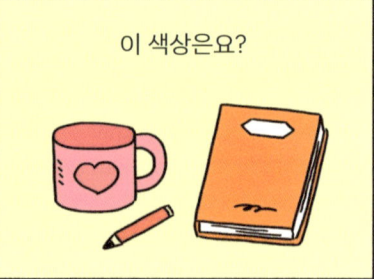

이 색상은요?

아무것도 떠오르지 않을 수도 있고,

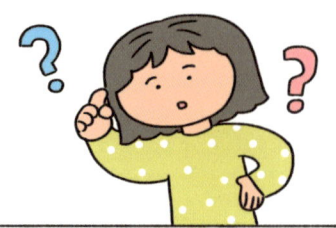

보자마자 떠올랐을 수도 있어요.

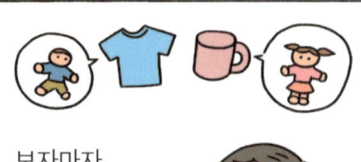
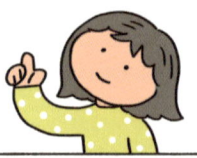

대부분 성별을 색으로 표현하기도 하니까요.

하지만 성별에 정해진 색상은 없어요. 성별을 색상으로 규정할 필요는 없답니다.

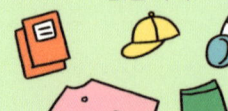

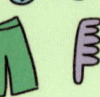

포리의 어린이 성 고민 상담소

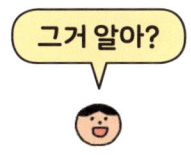

⋛ 100년 전에는 반대였다? ⋚

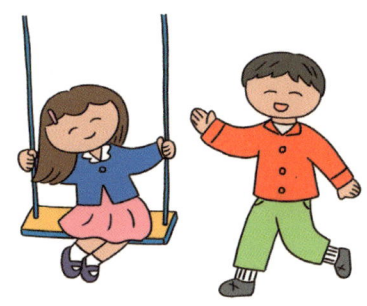

현대 사회에서는 남자는 파란색,
여자는 빨간색 또는 분홍색으로 많이 표시해요.
아기 옷을 고를 때도 대부분 남자아이는 파란색을
여자아이는 분홍색 옷을 입히기도 하지요.
그런데 파란색은 남자, 빨간색은 여자로 생각한 것이
얼마 되지 않았다는 거 알고 있나요?
심지어 100년 전까지만 해도 반대로 생각했다고 해요.
남자아이는 용감함을 연상하는 빨간색이 잘 어울린다고 생각했고,
여자아이는 순수하다는 의미의 파란색 옷을 입혔다고 해요.
세상에는 다양한 색이 있고 사람마다 모두 다른 색을 가지고 있어요.
성별과 색깔로 여러분을 규정짓지 않았으면 해요.

일곱 번째 상담 기록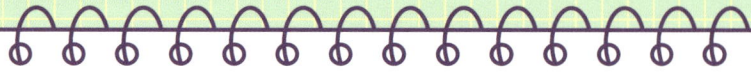

⭐ 남자라고 또는 여자라고 다 똑같지 않다.

우리 모두는 기계가 만든 것처럼 똑같지 않으며

각자 다른 개성을 가지고 있다.

🌿 나와 함께 지내는 사람들, 내가 좋아하는 취미,

내가 싫어하는 것 등등 내가 어떤 취향을 가졌는지는

타인에게 불편함을 끼치지 않는다면 괜찮다.

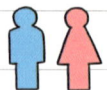
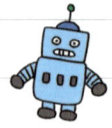

⭐ 만약 누군가 내 취향을 가지고 뭐라고 한다면

나는 '제 취향을 존중해 주세요!'라고 당당하게 말할 것이다.

상담을 받으러 오는 모든 어린이도 자신이 좋아하는 것에 대해

더욱 당당해지면 좋겠다.

8장

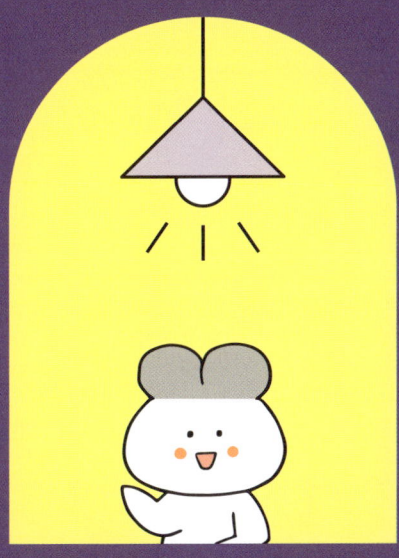

더 알아야 할 이야기

8-1 더 알아야 할 이야기

연예인처럼 마르고 싶어요

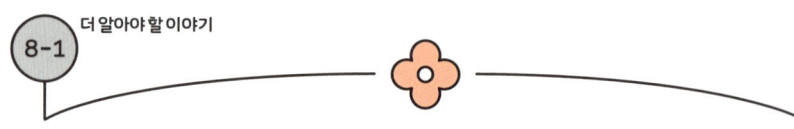
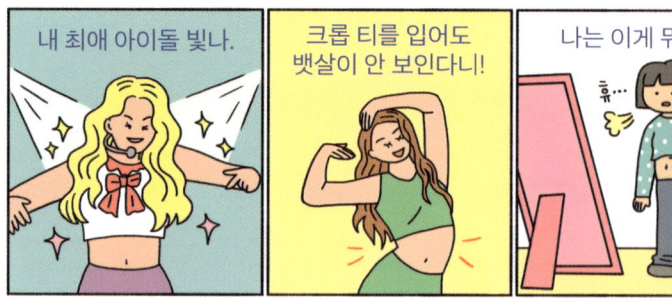
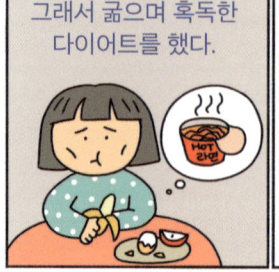
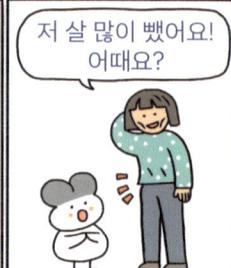
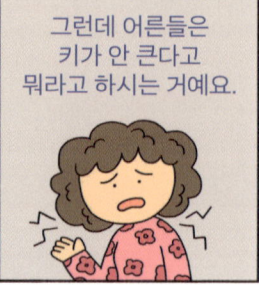
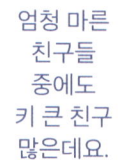
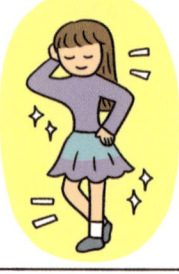
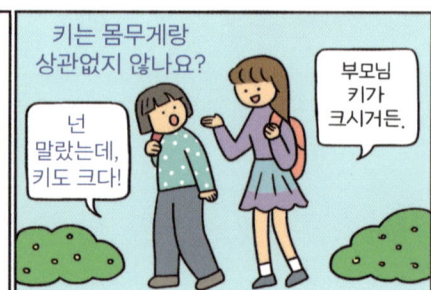

포리의 어린이 성 고민 상담소

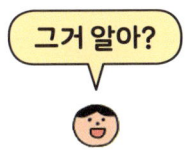

다이어트를 하지 않아도 된다고?

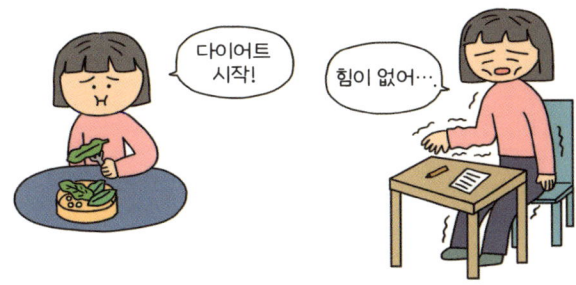

"다이어트를 하지 않아도 괜찮아!"
"통통하고 보기 좋은데! 나중에 커서 관리하면 돼."
이런 어른들의 이야기. 별로 마음에 와닿지도 않고 답답할 때가 있죠?
하지만 지금은 단순한 다이어트보다는
몸과 마음을 건강하게 보살피는 것이 더 중요해요.
왜냐하면 성장기에 영양소를 골고루 섭취해야
키도 크고, 몸과 마음도 건강해질 수 있거든요.
사람마다 각자 체질이 다르므로
누군가는 유전적으로 살이 잘 찌지 않는 사람도 있고,
똑같이 먹어도 키가 더 큰 사람도 있어요.
무리하게 다이어트를 한다면 살이 더 잘 찌는 체질로 변하거나
폭식증 또는 거식증 등의 부작용으로
건강을 해칠 수 있으니 조심해야 해요.

8-2 더 알아야 할 이야기

SNS에서 친구를 사귀었다고?

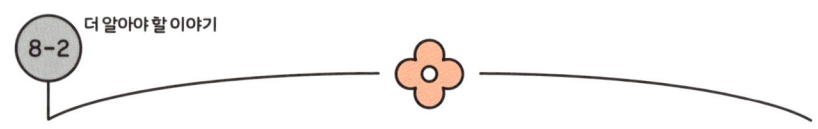
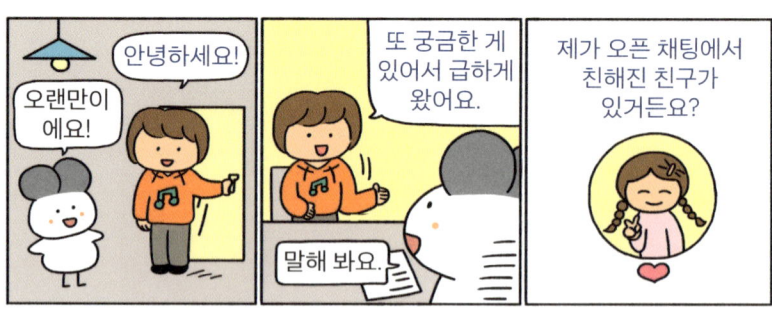
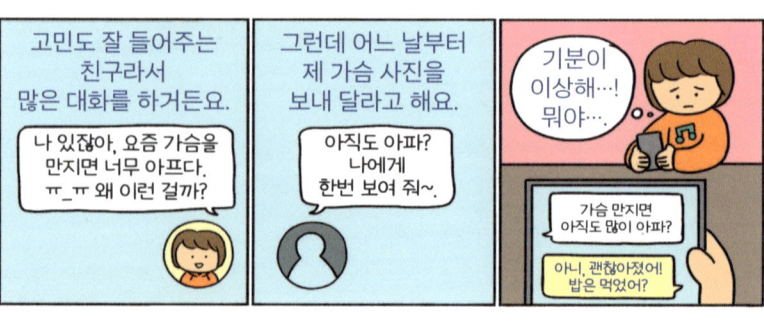
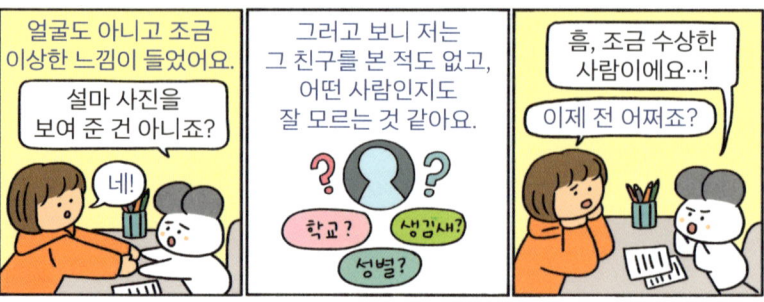

포리의 어린이 성 고민 상담소

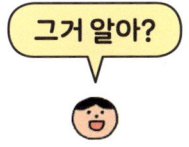

내가 연락하고 있는 사람은 누구일까?

자신의 SNS 계정을 만들기 위해
아이디나 닉네임을 만들고, 프로필 사진을
어떤 것으로 할지 선택에 있어 고민을 해요.
이 과정에서 내 이름과 다른 닉네임을 사용할 수도 있고,
내 얼굴이 아닌 다른 얼굴이나 이미지를 올려도 별문제가 없지요.
하지만 이것을 악용하는 사람들이 있을 수 있어요.

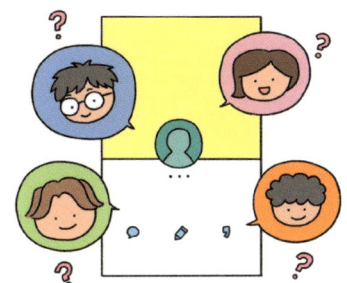

어떠한 다른 목적으로 여러분과 친해지기 위해서
나이나 성별을 바꾸기도 하고
다른 사람의 사진을 도용해서 올리기도 해요.
물론 모든 SNS 친구가 위험하다는 것은 아니에요.
하지만 나의 불쾌한 마음과 거절 의사를 전했음에도
개인 정보나 몸 사진(영상)을 계속 요구한다면 조심해야 해요.

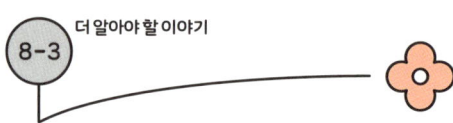

SNS에서 친구가 나를 협박했다!

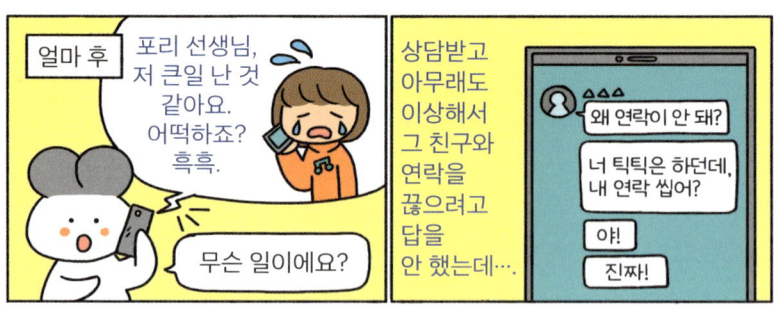

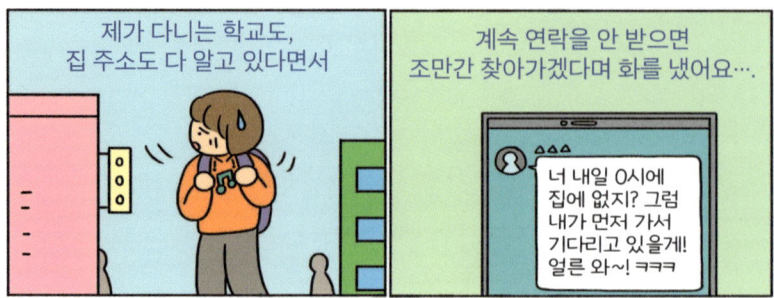

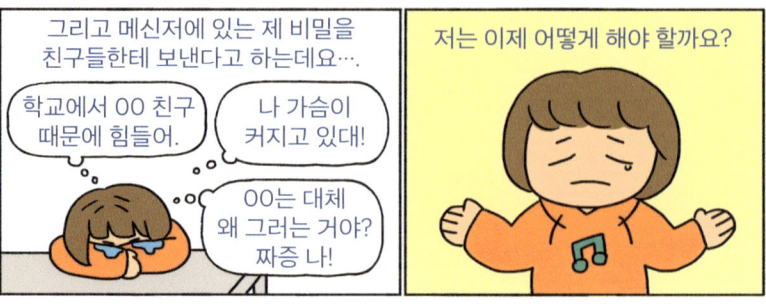

그거 알아?

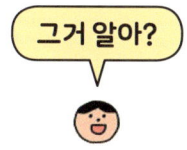

ː '그루밍 성범죄'란? ː

'그루밍 성범죄'란 피해자와 친밀감을 쌓은 후
성범죄를 가하는 것으로 명백한 범죄예요.
피해자가 자신을 신뢰할 수 있도록 친근하게 다가간 후에
자연스럽게 피해자의 개인 정보를 알아내고 심리적으로 지배하여
피해자가 벗어나려고 할 때마다 협박하는 것을 말하죠.
대부분 아동이나 청소년을 대상으로 피해자와
공통의 관심사를 보이거나 마음을 공감해 주는 등
친절하게 다가가기 때문에 피해자 중에 다수는
자신이 그루밍 성범죄 피해를 당하고 있다는 사실조차
인지하지 못하고 있는 경우가 많아요.
만약 피해를 입고 있다면 주저 말고 관련 기관에 도움을 요청하세요.

디지털성범죄피해자지원센터	전화 상담: 02-735-8994 온라인 상담: https://d4u.stop.or.kr
여성긴급전화 1366	전화 상담: 국번 없이 1366 여성폭력 사이버 상담: https://women1366.kr
청소년사이버상담센터	전화 상담: 국번 없이 1388 온라인 상담: https://www.1388.go.kr
한국사이버성폭력대응센터	전화 상담: 02-817-7959 이메일 상담: hotline@cyber-lion.com

8장_ 더 알아야 할 이야기

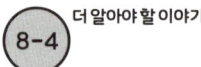 더 알아야 할 이야기

타인의 동의 없이 영상을 찍어도 될까?

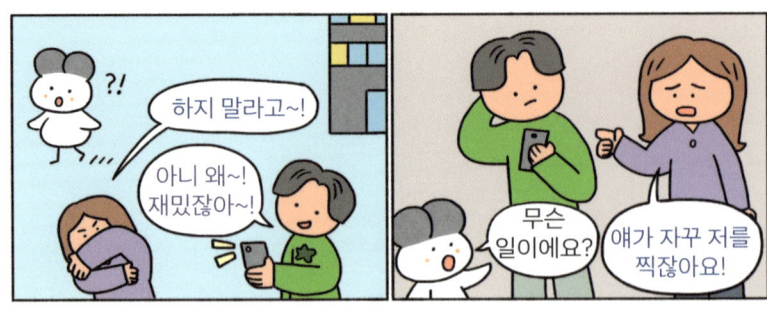

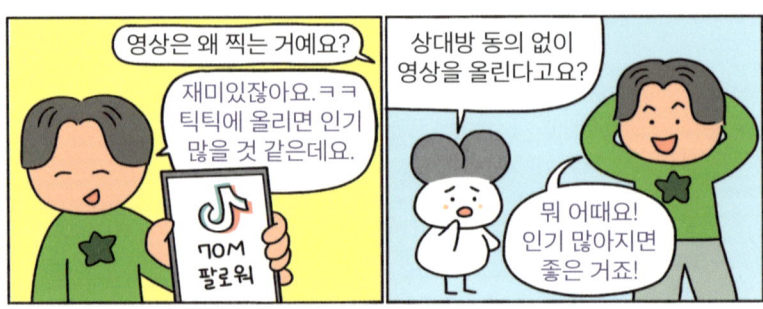

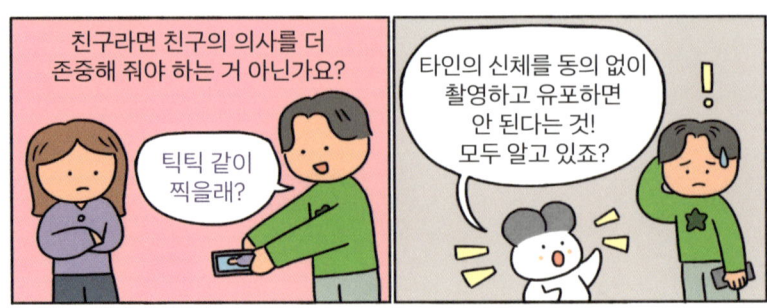

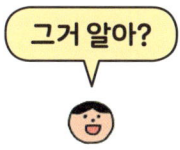

이것도 디지털 성폭력이라고?

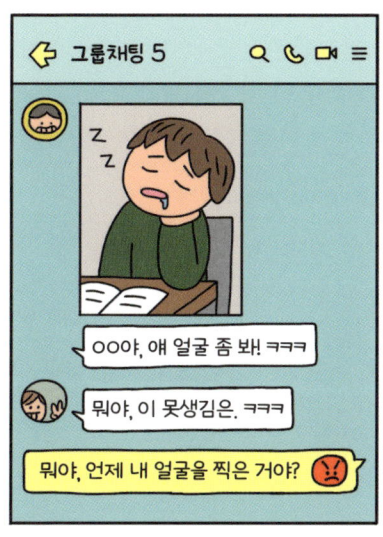

'디지털 성폭력'이란 타인의 신체를 동의 없이
촬영, 협박, 유포, 소지하는 것을 말해요.
즉 디지털 기기를 이용하여 개인의 성적 자기 결정권을
침해하는 모든 행위가 디지털 성폭력에 포함돼요.
그냥 장난으로, 재미로 촬영했다고 하더라도
상대방이 불쾌함을 느낀다면 그것은 더 이상 장난이라고 할 수 없어요.
혹시라도 내가 피해를 입고 있다면 주변에 꼭 도움을 요청하세요.

8장_ 더 알아야 할 이야기

여덟 번째 상담 기록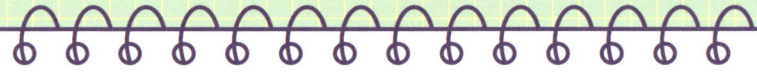

☆ 미디어에 노출된 연예인의 모습을 보고 한참 성장할 때

굶으며 다이어트 하는 어린이를 보며 너무 안타까운 마음이 들었다.

굶어서 다이어트를 하면 몸이 더 살찌기 쉬운 체질이 된다는 것.

무엇보다 성장기에는 잘 성장할 수 있게 영양소를 골고루

섭취해야 한다는 것! 모두가 알아주길….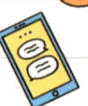

🌿 온라인에서 의지할 만한 친구를 사귄다는 것은 좋지만

그것을 악용하는 사람들이 있다는 것이 슬프다.

내 온라인 친구는 아닐 수 있지만

그래도 혹시 모르니까 개인 정보는 꼭 비밀로 하기!

☆ 자신은 악의가 없었다고 하더라도 동의 없이 타인을 찍는 행위가

누군가에게는 폭력으로 다가올 수 있다는 사실을 명심하자!

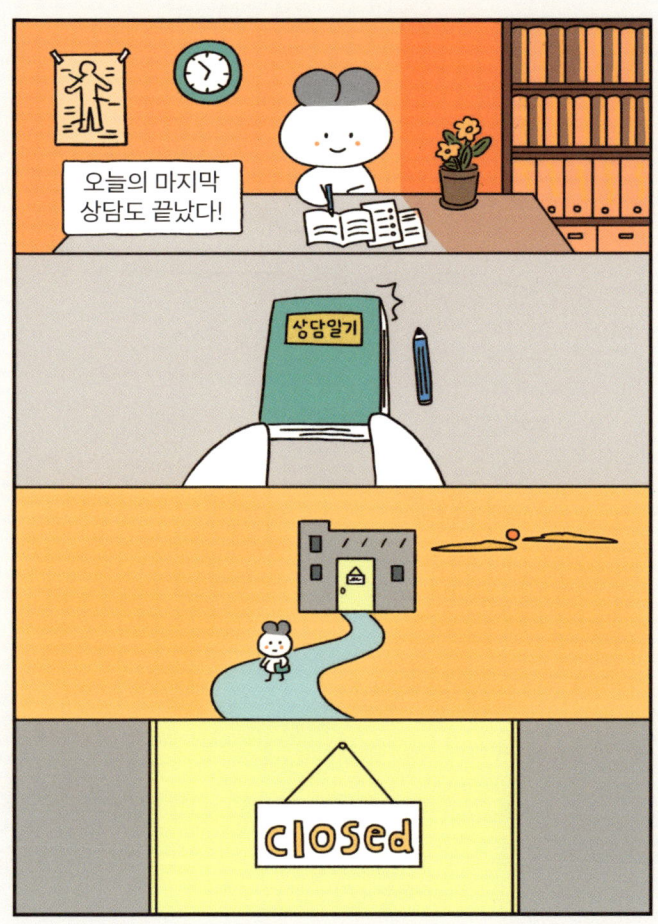

다음에 또 만나요~!

포리의 상담소에 처음 왔을 때와 지금,
여러분의 '성(性)'에 대한 생각은 어떻게 바뀌었나요?
성은 태어나는 순간부터 우리의 삶에서 떼어 놓을 수 없어요.
성과 사랑을 배우는 것은 단순히 지식만을 배우는 것이 아닌
내 삶을 배우는 것,
그리고 나와 타인을 존중하고 배려하는 방법을
알아 가는 것으로 생각해요.
이번 상담에서는 여러분이 꼭 알아야 하는
성 지식과 개념들을 소개했어요.
다음에 또 성에 대해 궁금한 것이 있다면 언제든지 찾아오세요.
그럼 다시 만날 때까지 모두 안녕~!

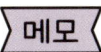

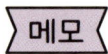

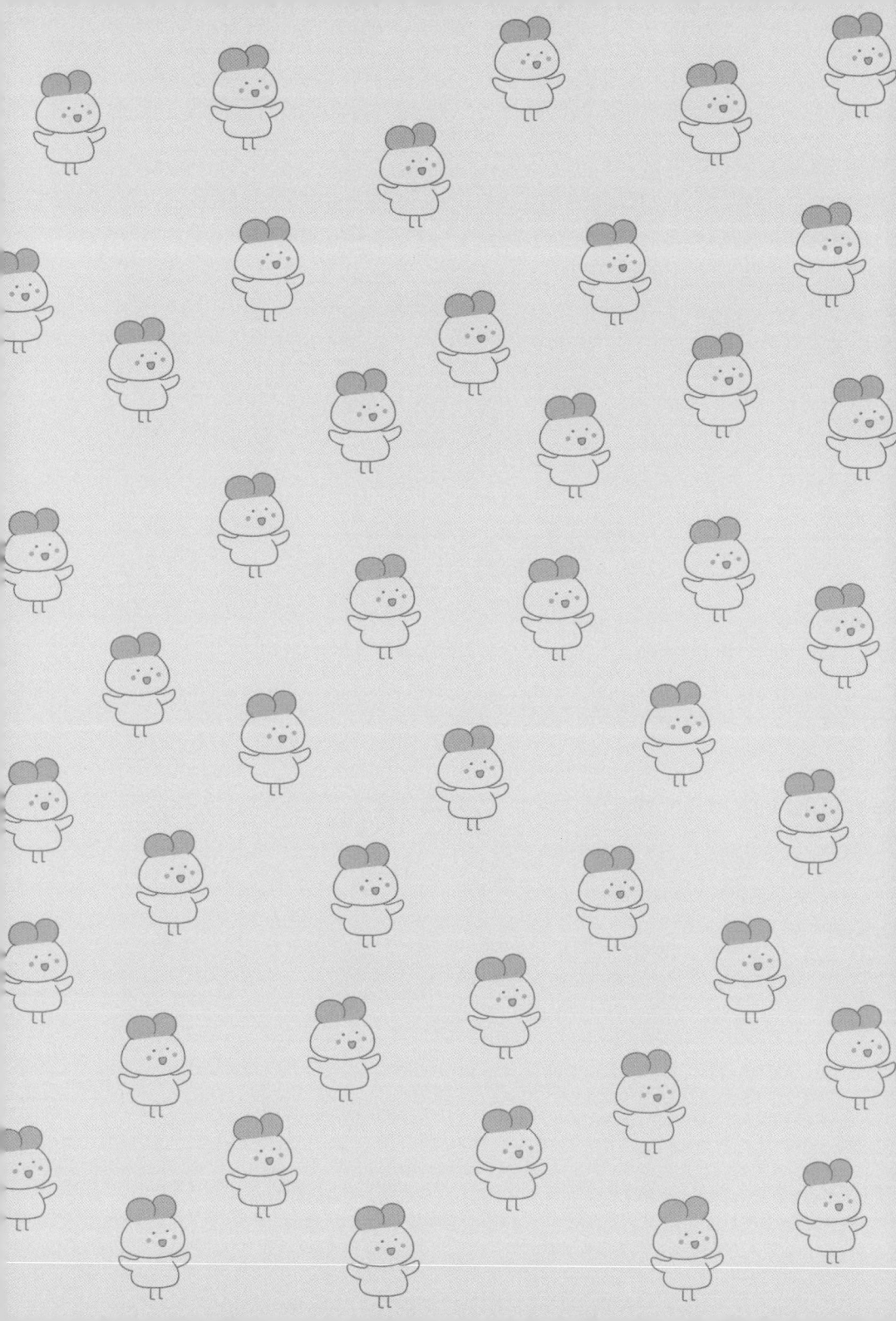